乙肝病毒猎捕记

Hepatitis B: The Hunt for a Killer Virus

千里追凶——猎捕致命病毒

原　著　Baruch S. Blumberg
主　译　黄爱龙
医学顾问　胡　鹏
审　校　杨　红　王良兰
译　者　余　凌　杨　占　张　秘　黄爱龙

U0254004

人民卫生出版社
·北京·

图书在版编目（CIP）数据

乙肝病毒猎捕记/（美）巴鲁克·S. 布隆伯格
（Baruch S. Blumberg）原著；黄爱龙主译. —北京：
人民卫生出版社，2022.1
　ISBN 978-7-117-32384-0

　Ⅰ. ①乙… Ⅱ. ①巴…②黄… Ⅲ. ①乙型肝炎病毒
－普及读物 Ⅳ. ①R373.2-49

中国版本图书馆 CIP 数据核字（2021）第 230189 号

人卫智网	www.ipmph.com	医学教育、学术、考试、健康， 购书智慧智能综合服务平台
人卫官网	www.pmph.com	人卫官方资讯发布平台

图字：01-2022-0244 号

乙肝病毒猎捕记
Yigan Bingdu Liebu Ji

主　　译：黄爱龙
出版发行：人民卫生出版社（中继线 010-59780011）
地　　址：北京市朝阳区潘家园南里 19 号
邮　　编：100021
E - mail：pmph @ pmph.com
购书热线：010-59787592　010-59787584　010-65264830
印　　刷：三河市延风印装有限公司
经　　销：新华书店
开　　本：710×1000　1/16　印张：11
字　　数：192 千字
版　　次：2022 年 1 月第 1 版
印　　次：2022 年 2 月第 1 次印刷
标准书号：ISBN 978-7-117-32384-0
定　　价：78.00 元

打击盗版举报电话：010-59787491　E-mail：WQ @ pmph.com
质量问题联系电话：010-59787234　E-mail：zhiliang @ pmph.com

译 者 序

人类自古就面临一个永恒的话题：混沌生死之间，如何幸福度过今生？医学是人类交出的答卷——试图用科技使人免于疾病的折磨。然而复杂精密的人体在不可预知的环境中尽力求生如走钢丝，对未知事物的好奇和对健康与幸福的渴求构成了手中那根向两头不断延伸的平衡杆。

病毒性肝炎便是困扰人类的一大难题，早在公元前5世纪的古巴比伦就曾流行。现代科技的发展使科学家得以在显微镜下一窥病毒真容。在怀疑引起乙型肝炎的罪魁祸首可能是病毒后，本书作者、医学家 Baruch S. Blumberg 博士提出疑问：为什么某些人比其他人更易患某种疾病？为了研究具有遗传变异性的血液蛋白成分，Blumberg 开始在世界各地收集血液样本，试图解开人类遗传的生化和免疫变异（"多态性"）之谜，最终于20世纪60年代中期发现乙肝病毒，随后研制出乙肝疫苗。

本书即是作者对其求学及科研生涯的回顾。然此书并非专注于记录伟人成长印记或辉煌成就的一般传记，而是借讲述发现病毒和研制疫苗的曲折过程，着墨于阐释科学研究的逻辑、方法与目的。故事大致分为3个阶段——求学与规培、多态性研究、发现病毒及研发疫苗。看似按时间顺序记录人生，实则依逻辑条理层层递进。字里行间尽是学术泰斗为医药学者答疑解惑的殷切目光，为普罗大众娓娓道来的和蔼面容。

Blumberg 博士于1976年获诺贝尔奖，1977年到访中国。惊诧于中国的感染人数，Blumberg 博士积极向国内介绍研究成果，提供专利副本，并帮助联系默克公司向中国低价转让乙肝疫苗技术。对国人而言，这是一个不能忘记的名字。

有趣的是，如此泰斗竟然是"半路出家"——老先生17岁参军后进入高校攻读物理，毕业后担任舰艇指挥官；后进入哥伦比亚大学医学院学习，毕业后担任住院医师；最后在牛津大学获得生化博士学位；晚年又在美国宇航局领导天体生物学研究，参与"通过研究星系、恒星、行星及生命来研究宇宙根源"的"起源"计划。多领域交叉知识加上丰富的阅历，开拓了 Blumberg 先生的眼界，使他不仅能留意到出现在逼仄的实验室里的树苗很可能只是广袤森林的冰川一角，更能超越学术层面，以更高的视角看待乙型肝炎对人类社会公平性的负面影响，表达出深深的关切与遗憾。他对当今隔"科"如隔山的中国学者尤其是一线临床医师，全然是一位指路人；对"科研搭台，利益唱戏"的"商人学者"，无异于一面照妖镜；对唯技术论的"机器人医生"，不失为一声起床号。

提点学者科研的方法，唤起民众人性的思考，大概就是 Blumberg 博士写作此书的目的吧。

重庆医科大学校长黄爱龙教授慧眼于书山中拾掇此珠；胡鹏、杨红、王良兰教授对翻译文本进行了详细的审阅指正；丁诗雯、陈星宇、曾环宇、刘宇豪、金晶和徐伟参与了翻译工作。在此一并感谢。

译 者

2021 年 9 月 20 日 于重庆

致 Jean：

感谢我的妻子 Jean 将家庭里里外外安排得井然有序，使我能专注于科学研究。几十年来，我们相爱相伴，共同抚养儿女，正因为有她我才得以完成书中所讲到的重要工作。

致 Miriam Fischman：

感谢我的姐姐 Miriam，她是我的挚友，也是家中的重要成员。她对我的影响之深远，可能连她自己都没意识到。

Baruch S. Blumberg

如果对权威言听计从，

他只能学会畏首畏尾；

如果猎犬听到口哨便乖乖撤回，

那座被埋藏地下的城市便无法重见天日；

如果辞退了那位粗心的女仆，

他便无法发现浮动于书页间的密码。

W. H. Auden,《探寻》(*The Quest*),1940 年

去找出隐藏的东西吧。抬头远望，探寻目光未及之处。它们在等待你的发现，去吧！

Rudyard Kipling,《探索者》(*The Exolorer*),1898 年

致　谢

　　本书记录了我和同事们过去几十年对乙肝病毒的研究。我们曾在 Fox Chase 癌症中心和其他研究机构开展过相关科学研究。其间，有很多其他实验室和医院的科学家们也在进行同样的研究。感谢他们在研究过程中积累的丰富知识，使我们的研究可以继续下去。

　　我很幸运，在临床学习和研究过程中有几位导师给了我很大的鼓励，我会在后文谈到他们。我是一个爱提问题的学生，但他们都耐心指导，感谢他们对我的支持和信任。

　　刚开始这项研究时，我在位于马里兰州贝塞斯达的国立卫生研究院 (National Institutes of Health) 担任研究员。国立卫生研究院是一个成就突出的科学研究机构。在过去 50 年里，该机构为美国医学的发展作出了重大贡献。我要特别感谢国立卫生研究院的 Thomas Dublin 博士允许我从事一些在当时看来前景不明的研究。后来，我的大部分科研工作都是在费城的 Fox Chase 癌症中心完成的。这里有理想的研究环境，可以凭着好奇心开展基础研究，并将成果用于研发项目。Timothy Talbot 是我进入 Fox Chase 癌症中心的介绍人，他是一名优秀的领导，教会了我如何管理科研机构。他知道什么时候该放手让研究员自己去做，什么时候该出手相助。他也是一个很好的朋友，具备良好的判断力，常能提供有益的建议，凡事讲原则，同事们都很欣赏他。研究机构常出现科研人员与管理层冲突，但 Fox Chase 癌症中心没有这个问题，因为中心领导 Francis McKay 和继任者 Donald Leedy 都很清楚，管理就是为了满足科研人员的各种需求。两位领导都做得很好，效果甚佳。如果没有 Fox Chase 癌症中心和国立卫生研究院的同事帮助，我不可能完成 HBV 的研究。没有他们也就没有这本书。在正文和附录 1 中我还会提到他们。Anna Dortort 是我在 Fox Chase 癌症中心的秘书，她和 Maureen Climaldi 以及 Joyce Codispoti 在我起草本书的过程中给予了很多帮助。在我著书热情减退时，他们给了我很多鼓励。

　　这本书大部分是在加州的斯坦福大学完成的。当时我在斯坦福大学做访问学者，后来又担任了斯坦福行为科学高级研究中心的高级研究员。那是一个思考和著书的绝佳之地，像一个安静的小岛，适合沉思。中心位于斯坦福大学校内的一座山坡上，可以俯瞰繁华热闹的硅谷。我很珍惜在那里度过的时光，感谢当时给予我诸多帮助的领导和同事。

　　普林斯顿大学出版社的编辑们，尤其是 Sam Elworthy 对我帮助很大。科学假设和科学观点容易遭到反驳，因此初稿中不少句子都采用了假设句型和被动语态。在资深编辑 Lauren Lepow 的辛勤校正下，许多被动句改为了主动句，其他方面她也作了修改，力图精益求精。正是她的辛勤付出，才免除了读者们阅读此书的痛苦。

　　我还要感谢审稿人对本书多次审阅，并建议我不要大书特书。感谢我的孩子们 Anne、George、Jane 和 Noah 给予我的大力支持，他们从这一代人的角度提了不少建议。尤其是身为作家的 Jane，读过初稿后提出了很多有益的意见，让这本书少了一些科学的说道，多了几许人文情怀。

Baruch S. Blumberg

目　录

绪　　论

　　乙型肝炎病毒(hepatitis B virus，HBV)，简称乙肝病毒，是最常见的病毒之一。全世界感染人数多达数十亿，几乎占到全球人口的一半。HBV 是威胁人类的十大杀手之一，和细菌、原生动物、病毒、寄生虫等其他感染原共同威胁着人类健康。肝炎最特殊的临床表现是亮黄色表征——比如黄疸，它使眼白乃至全身都呈现亮黄色。黄疸是肝炎的体征，该临床表现通常会引起人们的注意，让人立马想到肝炎，尤其是在肝炎暴发地区。所幸大部分肝炎都是急性的、自限的；但如果发展成为慢性疾病，就会有致命危险。

　　每年全球大约有 150 万人死于 HBV，其中约 100 万人死于原发性肝癌。原发性肝癌是最常见、最致命的癌症之一，多由 HBV 所致。目前，全球超 3.5 亿人感染 HBV 并发展成慢性疾病。HBV 致死人数已达到甚至超过艾滋病致死人数。

　　可怕的感染数字通常预示着将来的情况可能会更糟，但对于 HBV 却不尽然。和死亡一样，生命也充满了各种可能，虽然不能盲目乐观，但或许几十年后，HBV 很可能得到有效的控制，甚至完全消灭。

　　虽然自古以来就有人研究和黄疸有关的疾病，但对 HBV 的研究历史并不长，现代研究可追溯到两次世界大战之间的那段时间。20 世纪 60 年代中期，很多天资聪颖的科学家经过不懈努力，对疾病的临床性质和流行病学性质有了深入的理解。他们认为，疾病是由"滤过性病原体"[1] 导致的，且至少存在两种滤过性病原体。20 世纪 60 年代中期，我和同事在费城开始研究一种在一名澳大利亚人血清里找到的物质，我们将其称作"澳大利亚抗原"(Australia antigen，亦称"澳洲抗原"或"澳抗"——译者注)。1967 年，我们发现澳大利亚抗原是 HBV 的组成部分，于是我们开始采用一种有效的 HBV 诊断方式，短时间内便在很大程度上减少了由 HBV 所致的输血后肝炎。1969 年，我们发明了 HBV 疫苗，后来制药业对 HBV 疫苗的进一步开发证明了该疫苗的安全

---

[1]　指一种比细菌更微小的感染因子，它能通过一种极细微的过滤器，而细菌却无法通过。

性和有效性。

　　我们早年的研究激起了全球科学界的兴趣,使该领域研究取得了迅速发展。今天,人们对 HBV 已有了很多了解,也有了不少有效的检测和预防手段,甚至有了很好的治疗方法,且还在进一步改进中。由于 HBV 疫苗和其他预防方法的广泛应用,很多地方的 HBV 新增病例数已大幅下降。在亚洲的一些地方,十多年前就已引入 HBV 疫苗,因此 HBV 携带者所占人口比例已从 15% 降至 1%;并且,在已接种的群体中,肝癌(大部分是由慢性感染 HBV 所致)的发病率也降低了三分之二。如果上述结果得到证实,那么乙肝疫苗就是第一种“癌症疫苗”。

　　基础研究通常是“项狄式”(Shandean)的,这个词来自爱尔兰裔英国作家 Laurence Sterne(1713—1768)的小说《项狄传》(*Tristram Shandy*)[2](1759—1767)。在这部喜剧小说中,叙述顺序与事件发生先后无关,完全由叙述者及其叙述的人物所产生的自由联想决定,从一件事跳到另一件看似关联性不强的事,但这之中暗藏了一种奇特的顺序感。小说还对时间的质量进行了有趣的探索:对事件的描述要比事件本身耗时长得多。例如,作者讲述自己出生这件小事,但故事中的父母太过愚笨,所以作者写了三卷书“才把自己生下来”。科学研究记录通常采用非“项狄式”形式——过程须预先计划好,按照从现有知识到既定目标的逻辑顺序依次进行。一般先定好时间表和重要节点,以便掌握进展。一些科学研究,尤其在应用科学领域,确实是这样。但以解释自然现象为己任的基础科学研究,却并非如此。后者从一个不确定走向另一个不确定,依次验证每个不确定,为下一步行动指明方向。

　　西北大学斯拉夫语系教授 Gary Saul Morson 是文学评论家和批评家,是研究俄罗斯伟大小说家陀思妥耶夫斯基和托尔斯泰作品的权威。他认为陀思妥耶夫斯基和托尔斯泰都不希望笔下的角色甚至自己的自由受到限制。他们希望时间的推移可以左右事件的结果,而非一开始就预设好结局。《白痴》(*Idiot*)和其他几部伟大的小说最初都是文学期刊的连载作品。作者写第一章时并不知道最终的结局。后几章所提及的历史事件,在第一章编写和出版时甚至都还没发生。这样叙事可能不是那么工整,早期的情节或许不会出现在后来的叙述中,也不是所有的情节都会纳入最终的结局。同样地,在我们的科研故事里,付出并不总指向同一个结果,但各事项之间存在符合逻辑的顺

2　科学史学家和社会学家 Robert K. Merton 在他的畅销流行著作中阐述了项狄的含义:“如果我看得更远,那就是站在巨人的肩膀上。”Robert K. Merton,《巨人的肩膀:项狄后记》(*On the Shoulders of Giants: A Shandean Postscript*)(纽约:Harcourt Brace Jovanovitch 出版社,1985)。

序,把整个故事有机地串起来。我希望这本书也能这样。不要期待它能像《战争与和平》(War and Peace)那样条理清晰,不过《战争与和平》似乎也偶有让人困惑之处。

一位历史学家讲了一个故事。多年来他一直想让聪明的女儿对自己的课题感兴趣:比如带书回家让她读,给她讲故事,鼓励她观看能激发年轻人对过去时光的兴趣的教育节目等,都没成功。有一天,全家人去了罗马,在古罗马广场逛了一天,大家注视着这些在现代城市中心保护区留存下来的巨大的寺庙、市场和宫殿的残垣断壁。女儿几乎一整天都在古罗马广场走来走去,大片废墟所承载的种种可能激发了她的想象力。晚上她惊奇地问父亲:"这里发生了什么?"从那天开始,她对历史产生了兴趣。

发现 HBV 的过程中发生了什么? 我和费城 Fox Chase 癌症中心的同事们参与了发现 HBV 并将其应用于医学实践中的工作,我想与大家分享这些故事。我想把这段亲身经历展现给读者(希望读者当中既有科学工作者也有非科学工作者),为科学工作者提供如何开展工作的思路。科学家们早上起床,去实验室,去诊所或其他地方实地调研,然后呢? 我认为很多人并不清楚科学家开展工作的方法和科研过程。现在有关文献越来越多,其中大部分文献堪称优秀,能让这个行业以外的公众更清晰地了解我们的工作目标和实验可能性,更深刻地理解是什么在推动我们不断前行。尽管公众对科学普遍持接受和支持的态度,特别是在美国,但人们对科学研究的过程及成果仍持怀疑态度。工业污染、环境恶化、核武器、生化战争等都被视为科学研发带来的恶果。看看文学和影视作品里对科学家的描绘,就可以看到社会向公众传达的担忧。Mary Shelley 创作的《弗兰肯斯坦》堪称经典,是书刊、舞台剧和影视作品的常青树。公众心中有一种恐惧感,害怕过度的创造力会带来毁灭,害怕人类试图模仿甚至超越自然。这一点在 Michael Crichton 的大片《侏罗纪公园》及小说中得到了很好的诠释:一段节肢动物的肠道数个世纪来被封印在琥珀里,肠道中存在 DNA 碎片。负责重组化学成分的分子生物学家不仅希望从已灭绝的恐龙血液中提取该 DNA 碎片从而创造出恐龙,还努力改进恐龙的DNA,让恐龙能够快速成长,为投机客的投资提供快速回报,同时把恐龙变得更庞大,以符合公众对恐龙的形象预期,最后导致了大灾难。这些在《侏罗纪公园》里都有生动的描述。

我希望本书讲述的故事连同其他关于科学研究的文字作品能让读者了解科学研究的过程、科研工作者的研究动机,还有他们普遍具有的亲切和友善的人格魅力。

　　我要讲的故事便颇有项狄的特点，特别是刚开始时，我们并不知道以后会发现 HBV，也不知道这些发现会用于医疗实践和公共卫生。故事大致分3 个阶段，在时间上常有重叠。在医学院学习和住院医师培训期间（1947—1955 年），个体和人群在疾病风险方面的巨大反应差异让我印象深刻。有人生病，有人健康；有人治疗效果好，有人效果差；有人去世，有人幸存。这些差异的原因是什么？运气是一部分吧，但更科学地看待，可以说有效的医疗干预可能也是重要原因。本书的前两章讲述了这一阶段的事。

　　第二阶段始于 1956 年，当时我和同事开始对人类群体中遗传的生化和免疫变异（"多态性"）进行系统的研究，并试图解释这种遗传变异——现在时髦地称之为"多样性"——与糟糕的环境间的相互作用。基于一种理论——不妨说是一种信念吧——即我们一定能发现人体对疾病的易感性和抵抗力存在遗传上的差异，虽然一开始并没有确定具体的疾病是什么。这部分内容第三章和第四章会讲到，其中还提及我在读研究生期间完成的物理生化研究，算是个题外话。故事的第三部分（第五章到第十一章）开始于 1965 年。我们对生化变异研究的直接结果就是发现了 HBV 并发明了疫苗。接下来的 30 年里，我们的焦点转移到研究 HBV 是如何生存的课题上，进而研究如何防治乙型肝炎。我们的研究最终回到了它的概念起源——变异，这一点在第十二章中有所涉及。最后一章展望了该领域的研究前景，其中一些尚未经数据严格验证。

　　我尽量避免让读者产生一种不准确的印象，即认为我们从第一天起就有了既定的目标。故事并非像一根直线，研究也不是，生活通常也不是。

　　确认 HBV 后几年内，其他肝炎病毒如甲肝病毒、丙肝病毒、丁肝病毒、戊肝病毒和庚肝病毒也陆续被确认，未来可能还会发现更多。对这些病毒的控制总体上不如乙型肝炎，但也取得了较大进展。20 世纪 80 年代初，艾滋病的悲剧性蔓延趋势愈发明显。人类免疫缺陷病毒（human immunodeficiency virus, HIV）和 HBV 有许多共同特征，两者均可通过人类血液传播。HIV 这类病毒能从 RNA 产生 DNA，称为逆转录病毒。HBV 与 HIV 及其他"常规"逆转录病毒有所不同，但也是逆转录病毒。两者的流行病学和传播方法有相似之处，许多 HBV 的易感人群同样也是 HIV 的易感人群。这两种病毒的历史在很大程度上因为这些相似性交织在了一起，对它们的研究路径也在齐头并进。不幸的是，到目前为止，还未研制出 HIV 疫苗，或许将来能成功。从 HBV 研究中汲取的经验教训已经并将继续帮助人们攻克复杂的 HIV 问题。

　　疾病的预防远比治疗更重要。现代医学的目标是保护人们的身体健康，维护正常的生理功能,使人能过上无病一身轻的舒适生活。乙肝疫苗是第一种广泛应用于预防常见癌症的疫苗。另外还有几种癌症是由病毒引起的,其中包括宫颈癌、鼻咽癌、某些白血病和淋巴瘤等。如果目前以预防肝癌为目的的乙肝疫苗接种行动获得切实成功,它将激励科学家们寻找更多能预防其他常见癌症的疫苗。

　　肝炎是一种重大疾病,吸引了大量杰出的科研人员对其开展研究。我会在本书里提到多位研究者,描述发现乙型肝炎过程中大家的角色分工及研究意义,而不会详细记录整个研究过程。希望我没有厚此薄彼。关于过去及当下的研究,目前已有不少综述性的文献供各位读者参阅。[3]

---

[3]　可参见:WHO, *Evaluation of Carcinogenic Risks to Humans*, vol. 59, *Hepatitis Viruses* (Lyons: IARC, 1994), 以及 W. Muraskin, *The War against Hepatitis B: A History of the International Task Force on Hepatitis B Immunization* (Philadelphia: University of Pennsylvania Press, 1995).

第一章 对疾病的不同反应

个人简历

1925 年，我出生于纽约布鲁克林区。父亲在当地拥有一栋楼房，我就生在父母居住的其中一套公寓里。家里有个传统，如果哪家有小孩出生（我们家前后有 3 个小孩出生），就要将邻近的那套公寓的一个房间分给小孩出生的那一家。1925 年是个生孩子的好年份，当时全球相对和平，童年时代唯一引起关注的武装冲突只有发生在遥远的安第斯山脉的大厦谷之战。当年最令人悲痛的事则是美国军舰谢南多厄号失事。当时美国证券市场繁荣，经济从第一次世界大战时的混乱中恢复，发展势头良好。1929 年华尔街股灾爆发，中产阶级的美好生活开始走下坡路。父亲当时在纽约担任律师，职业生涯遭遇危机。1925 年出生的孩子是美国萧条时期的一代，因此我认为我们这一代都有一个根植于心中的想法，那就是通过自己的努力，谋求经济上的安稳。

19 世纪末美国正值移民潮高峰，我的祖父母从东欧移民美国。移民潮使大批原居于欧洲的犹太人迁至北美，成为西方世界的一大组成部分。我对那一代人的感激无法用语言表达，他们勇敢地跨越陆地与海洋，来到北美开始新的生活。父亲和两位叔叔虽然是移民后代，但都上过大学——Henry 叔叔在威斯康辛大学和俄亥俄大学担任数学教授 30 多年，舅舅和叔叔们也受过大学教育。

我的求学经历始于纽约弗拉特布什的 Yeshiva 小学，是一所犹太学校。我一直认为，这一段学习经历在我人生的重要阶段极大促进了我的智力发展。我们一天上 8 小时的课，上午学习纽约州教育委员会指定的必修课程，下午学习希伯来语，阅读希伯来原文《圣经》正典及部分《塔木德》书卷（《摩西五经》的注解书）。通过学习，我们了解到这些极具价值的书籍所采用的基于事实的论证方式。这种方式很有意思，既合乎情理，又有一定的导向性。我认为正是这种论证方式促进了现代科学思想的发展。

后来我进入纽约的公立中学，那时候的教学质量和毕业生水平都相当有水准。我毕业于 Far Rockaway 高中，这所学校培养了至少 3 名诺贝尔奖获得者，包括著名的物理学家 Richard Feynman[1] 和 Burton Richter，后者曾任斯坦福线形加速器中心主任多年。后来我到牛津大学，才再次体会到当初在 Far Rockaway 高中感受到的浓厚的学术氛围。就是在 Far Rockaway，我发现自己想要成为一名科学家。我的叔叔 Henry 是数学教授，人有点古怪，在科学研究方面对我影响颇大；还有中学化学老师 Lottie Grieff，他激发了我对科学的兴趣。我记得曾有一位在瑞士研究数学的远房亲戚来家做客。我问了他一些有关相对论和张量的问题（我曾在 Philo Vance 的推理小说中读到关于张量的内容）。面对这个喜欢发问的少年，他一一给出了答案，对我很有帮助。我还记得有一个冬夜，他没穿外套，唯一的防寒装备是一副精致的皮手套。

　　第二次世界大战是我们这一代人重要的生活经历。我 17 岁参加海军，被送往纽约州北部的联合学院攻读物理学，然后被任命为行军官，先后在几艘两栖作战舰艇上服役。最后成为其中一艘的舰长。我怀念在海军任职的时光，那段经历让我学到了很多：责任心——这是小军舰指挥官必须迅速学会的东西；提早计划——建立应急预案（在 A 计划无法实施的情况下，必须有 B 计划和 C 计划作为预备方案）；军队后勤和军事设施的重要性；以及某种奇妙的自由感，以及人与海洋的亲近感。我一直对海洋感兴趣，第二次世界大战后曾跟随商船队几次出海，最后在现已倒闭的格雷斯轮船公司的船上担任外科医生，直到退役。

　　我的大学导师 Frank Studer 教授强烈建议我不要再继续从事物理学研究。他比我更早认识到我在物理研究方面不可能有大的建树。在父亲的建议下，我 1947 年进入哥伦比亚大学医学院学习，1951 年毕业。哥伦比亚大学医学院是当时美国最好的医学院之一，如今仍名列前茅。毕业后，我在医院接受了 4 年培训——担任实习医生和住院医师，后来又到纽约的贝尔维尤医院和长老会医院当医生，最后去英国牛津大学攻读博士学位，并于 1957 年获得生物化学博士学位。

　　1957 年，我回到美国，开始在马里兰州贝塞斯达的美国国立卫生研究院担任研究员。那时国立卫生研究院的硬件和软件都在快速发展，它至今仍是美国重要的生物医学研究中心。1964 年我被调往费城的癌症研究院（即现在的 Fox Chase 癌症中心）工作，一直干到现在。说"一直"可能不太准确，其间

---

[1]　Feynman 的人物传记（James Gleick, *Genius: The Life and Science of Richard Feynman*. New York: Vintage Books, 1992）里面有关于 Far Rockaway 高中的描述，Richard 在那里度过了一段童年时光。

有几年是在国外度过，包括在牛津大学贝利奥尔学院担任院长 5 年 (1989—
1994)。在国内时我也没闲着。出于研究需要，我常前往世界各地实地考察，
到过非洲东部和西部、太平洋中部、菲律宾、澳大利亚、南美洲、中国大陆、印
度、中国台湾、韩国、新加坡、中国香港及欧洲大部分国家。

科学思想的起源

  科学思想从何而来？多数科学家会说，是因为某个或多个偶发事件突然
出现，将他们引导到某个科学研究方向上去，然后循着这个方向探索多年。
达尔文 (Darwin) 也是在一连串失败后才进入生物多样性和进化论的研究。起
初他在剑桥大学医学院的学习并不顺利，后来意识到自己不可能成为一个好
的教区牧师。为了找一份合适的职业，父亲安排他在 Beagle 号舰上从事博
物学研究，不领薪水，并在漫长的环球航行中与舰船指挥官 Fitzroy 谈古论
今。在航海途中，他阅读了祖父 Erasmus Darwin[2] 的著作和 Lyell 的地质学文
献——着重阐述地壳隆起和其他地质力量对进化的影响，再结合自己沿途观
察到的地球不同地区动植物的巨大差异，生物多样性、物种进化和物竞天择
的观点在脑中开始萌芽。直到回英国多年后，他才对物种进化和物竞天择的
概念有了较全面的认识。

  英国病毒学家 Anthony Epstein 爵士一次偶然的机会，出席了在乌干达
工作的外科医生 Denis Burkitt 的讲座。正是那次讲座激励了他研究病毒与癌
症的病理关系。Burkitt 谈到一种发于儿童时期的肿瘤 (现以他的名字命名为
Burkitt 淋巴瘤)。该肿瘤在中非部分地区很常见，其他地方则相对少见。他还
报告了他做的流行病学研究。肿瘤的发病率[3] 取决于温度、海拔和地理位置，
这一发现与肿瘤是某种由蚊子传播的传染因子所致的说法相符。听了 Burkitt
的演讲后，Anthony 爵士意识到应该在淋巴瘤中寻找病毒。最终他找到了与
癌症紧密关联的病毒，并以他和实验助手 Yvette Barr 的名字命名。很多科学
研究都是这样，先有预设，再有点子。在此之前多年，Epstein 一直试图从人
类癌症组织中找到某种病毒，但没有成功。在 Burkitt 的演讲之后，他意识到
这种淋巴瘤组织是一个正确的切入点。通向科学发现的崎岖小路上还有许多

---

[2] Erasmus Darwin 是进化论学说创立者 Darwin 的祖父。以前总觉得他是一个很遥远的人物，直到
    读了关于他的一些描述，才感觉他也是一个平常人。他体态肥胖，脸上有痘疮，说话有些结巴。
[3] 在流行病学中，流行率指的是经常受到感染的人口的比例；通常表示为每 1 000 人或每 10 000 人
    的病例数，或者用百分比表示。发病率是指每单位时间内 (如每年) 新感染的发生率。

类似的例子。

我知道自己为什么要研究遗传和环境变异对疾病的易感性。在读完大三时，我就察觉到我所在医院所服务的纽约市民的巨大异质性，并意识到个人与个人、个人与群体之间对致病因子的反应存在差异。显然，不同的人接触同样的致病因子(如细菌或病毒)，反应可能大不相同。有人生病，有人保持健康；有人治疗效果良好，有人见效甚微。环境的影响也很明显：相比生活条件好的地区，生活在卫生状况欠佳的地区的人更容易接触致病因子。但这些并没有引起我的重视。对旅行的渴望使我迈出了下一步。我想花些时间在热带地区做医疗工作。在那里，我想到了有关遗传以及环境因素如何影响易感性的问题。为什么要去热带地区？对看着三四十年代的电影长大的我们这一代人而言，有关热带的印象主要来自《人猿泰山》系列电影。我们这代人都很喜欢这类电影。那时谁也不会去想这些电影所暴露出的种族主义和对"殖民地"人民的傲慢态度(十几岁时，我课余在一家电影院做接待员，大银幕对我越来越有吸引力)。这个时期我读了很多浪漫主义的文学作品。Joseph Conrad 的《吉姆爷》和《黑暗之心》、Wallace 的《热带自然》、H. M. Tomlinson 的《海洋与丛林》等热带冒险故事，深深吸引着我。上医学院竟然给了我这样的机会，真是奇妙。

在《白鲸记》的开头，Melville 说到 Ishmael 十分焦躁不安，他需要离开纽约，渴望环球旅行。这种渴望驱使他前往新贝德福德，然后去太平洋捕鲸。我也想离开冬天灰色的城市，感受热带的温暖和阳光。在寄生虫学教授 Harold Brown 的帮助下，我和同学 Jack McGiff 在南美洲北部苏里南一个铝土矿区的医院和公共卫生机构待了 3 个月。很久以后我才意识到这段经历对我的思维和以后的研究有多大的影响。

苏里南与蒙戈

苏里南就是当时的荷属圭亚那，现在已经独立。1950 年 8 月我们到访那里时，还属于荷兰殖民帝国在新世界的势力范围。欧洲对其影响微乎其微。沿海有几英里长的机动车道，陆上覆盖着广袤的丛林，从北部的加勒比海海岸向南一直延伸到巴西丛林。这些区域没有公路，没有飞机跑道，人迹罕至。大部分地区尚未开发，没有绘制过地图。当地人是属于不同部落的南美洲印第安人，包括加勒比人(他们的祖先曾对加勒比群岛进行殖民统治。哥伦布及其追随者遇到的印第安人中有一部分正是他们)、阿拉瓦人，还有其他少数民族。欧洲人在 17 世纪来到这个国家。1654 年葡萄牙人占领了荷兰在累西腓的殖民地，大量犹太教徒从巴西来到苏里南。

在很长一段时间里，外国人被陆续带来从事种植业。第一批是来自加勒比海和非洲西海岸的奴隶。他们到达后不久，便成功发动了一场反对欧洲奴隶主的运动。到 18 世纪中叶，他们与荷兰政府签署和平条约，内陆几个地区获得独立。这是新大陆最早的奴隶起义之一，也是最成功的一次。我们在苏里南期间，荷兰皇室每年仍向丛林里的丢卡斯人（Djukas）提供赔偿。他们通过努力实现了解放。这里有 5 个主要部落，是非洲起义军的后代，分布在悬崖以南的河流两岸。这些悬崖峭壁与加勒比海以南的海岸线并行长达 50 公里甚至更远。当南北流向的河流遇到陡峭的断崖时，形成绵长的急流。跨过河流需要乘坐大型独木舟。丢卡斯人是唯一能在如此急流中行船的人。

后来，从现在的印尼（当时的荷属东印度群岛）和印度来了不少合同工。少数中国人和另外一些人也来到苏里南。

矿区城镇蒙戈位于帕拉马里博上游约 240 公里之处。帕拉马里博是苏里南主要港口和唯一的大城市。一战期间，蒙戈因铝矿开始繁荣，远洋船只可以在深而窄的科蒂卡河上航行，一次运载约 7 000 吨铝土矿——生产铝的原料。一名勇敢的苏里南领航员发现了这条航线，我们在苏里南期间他仍在河上工作。由于可以通过船舶运输大量矿石，该矿区得以开发和扩建。第二次世界大战时，苏里南的矿产为美国提供了战争所需的大部分铝土矿，其中大多来自蒙戈。

苏里南铝土矿公司是加拿大铝业公司的子公司。这家企业经营矿区，控制整个城镇，雇佣了城里几乎所有成年人。员工上班前要接受体检，以后便由公司医院提供医疗服务。在疟疾、肠道寄生虫和细菌、结核病、雅司病、丝虫病（象皮肿的病因）等严重疾病盛行的地区，蒙戈的公共卫生条件已算良好。城里有干净的水源和经检测的食物，有隐蔽的下水管道和坑厕，有自产的巴氏杀菌牛奶，各种蚊虫得到有效防控。20 世纪 40 年代以来，蒙戈一直定期进行 DDT 喷洒，疟疾、丝虫病等蚊媒疾病都没有在区域内传播。但许多员工自身带有这些传染病。蒙戈是一个异质社会，世界各地的人都能找到，这些人接触过不同的环境，代表不同的基因库。他们聚集在这个与世隔绝的社区里，共享小环境。这是观察传染源反应差异的绝佳场所。

关于传染病在苏里南，特别是法属圭亚那和苏里南边界的总体分布，可以说完全没有资料可查。我们很想知道这些疾病的程度和传播范围，这些信息对设计公共卫生方案很有用，并能加深我们对疾病如何在不同环境人群中

传播的了解。我们为调查对象提供医疗服务,他们大多数人从未接触过西方
医疗技术。我们对蒙戈及周边的传染源分布进行了广泛研究,完成了该区域
丝虫病的首次调查,也是最早考察本地疟疾情况的调查之一。我们曾荡舟马
洛因河,穿过急流,到达位于兰加塔巴蒂岛上帕拉马坎那斯的首府,并多次访
问蒙戈附近及较远的地区。

　　疟疾调查显示,那些距离具备医疗条件的蒙戈不远的村庄,在疟疾流行
率和感染特征上与兰加塔巴蒂存在显著差异。蒙戈附近村庄恶性疟原虫感染
人数约为远离医院和公共卫生设施的兰加塔巴蒂的一半。疟疾在兰加塔巴蒂
十分猖獗,而蒙戈附近村庄对疟疾的评估却是"低风险"。对疟疾流行程度的
评估是基于肉眼可察觉的症状,即观察患者脾脏是否肿胀。在某些热带地区,
长期感染疟疾的人由于不断接触寄生虫组织中的抗原而导致脾脏肿大。在兰
加塔巴蒂,能察觉的脾脏肿胀与疟疾感染的比率远高于蒙戈附近区域。

　　苏里南铝土矿公司的领导们很高兴看到这样的结果,他们有理由相信是
公司医院和医务人员为本区域居民的健康做出了贡献。这个结论虽然可能成
立,但尚无证据,毕竟两个地点的样本量太小。此外,除了有效控制蚊虫外,蒙
戈还存在可能导致该差异的其他变量。那次的调查尽管有诸多不确定性,仍不
失为一次颇有成效的实地考察,证明了人体对疾病的反应与环境和地理有关。

研究丝虫病

　　最有趣的当属对丝虫病的研究。班氏吴策线虫是这一地区丝虫病的病
原体,通过蚊子(在苏里南主要是库蚊)传播到人类的血液和内脏中。雌雄丝
虫在血液和淋巴管的迷宫中找到彼此,交配并繁衍后代。受感染的人类宿主
可能会对此产生免疫反应,导致血管和淋巴管发炎,然后阻塞淋巴管;进一步
可能导致四肢和器官肿胀,有时肿胀会很严重。男性的腿、手臂和生殖器官,
特别是睾丸,都有可能肿胀。类似疾病(由近似寄生虫引起)还出现在太平洋
中部和南部。第二次世界大战期间,该区域军人因此饱受折磨。丝虫病仍然
是热带地区的主要传染病之一,是世界卫生组织重点攻关的对象。据估计,
1998 年,73 个国家有 1.2 亿人感染了这种疾病。[4]

4　1998 年初,英国制药巨头 SmithKline Beecham 和世界卫生组织宣布了一项消灭丝虫病的计划。
　　该公司计划捐赠 50 亿剂量的药物阿苯达唑(价值约 5 亿美元),此药可以消除宿主体内的寄生虫。
　　捐赠的药物和另外两种杀死幼虫的有效药物,乙胺嗪和依维菌素也将投入使用。参与这项计划的
　　国家将负责雇佣工作人员来管理这些药物。这将是一项艰巨的任务,因为需要五年的治疗才能使
　　受感染者摆脱病原体。(*Nature* 279[1998]: 645)。

丝虫病有一个特征,许多感染者没有明显症状,但血液中有大量的微生物(微丝蚴)。即是说,他们是微生物"携带者",尽管自身并没有生病。如果蚊子叮咬了他们后又叮咬其他人,就可能传播疾病,有些感染者将出现症状。这种感染模式与乙肝病毒携带者的相似,我会在后面更详细地讲述这个问题。

在南美,微丝蚴在夜间出现。白天,它们隐藏在宿主体内。显然,它们在配合宿主的活动模式,夜间出现有利于靠蚊子进行传播——蚊子在晚上较为活跃。我们夜间在医院和矿区的居民区进行了调查,白天又从上夜班的少数雇员身上采集了血样。由于我们掌握了社区居民及往来通行信息(基本上仅通过内河船只交通往来),所以有可能进行准确的人口调查,在矿区及其附近村镇采集几乎所有雇员及家庭成员的血样。

此后数年,这项研究的结果一直在我的脑海中徘徊——更准确地说,是深深地融入了我的思维和想象里。"克里奥尔人"(即非洲和欧洲混血的苏里南人)群体中丝虫携带者的频率远高于爪哇人、美洲印第安人、中国人或欧美人。每一组里,感染率较高的均是男性和年轻人。克里奥尔人和爪哇人群体的对比很有意义,因为两者人数众多,而且两类人群中的大多数人都住在公司提供的住房。不妨断定二者的环境相近。这些数据提出了一系列问题。

与爪哇人相比,克里奥尔人中有更多的携带者。这能否说明后者对慢性感染的易感性更高?感染的差异是由文化或环境差异造成的吗?有一种可能性颇为有趣:爪哇菜很辣,要解辣就会喝大量啤酒,同时需要很长一段时间。一位荷兰科学家在报告中说,这些辣味调料中有一种或多种含有类似枸橼酸乙胺嗪的化合物。枸橼酸乙胺嗪是一种植物性治疗剂,可用于治疗丝虫感染。有没有可能是这些调味品减少了携带者数量呢?男性携带者比女性更多是性别的"生物学"差异吗?荷尔蒙的差异?X 或 Y 染色体上的基因差异?男女行为的差异?男性在工作中更容易被蚊子叮咬吗?因为男性需要打猎或钓鱼,所以更多暴露在蚊虫叮咬的环境中?

我在刚开始从事科研时就遇到这些在未来几年里激发我兴趣的问题,让我十分兴奋。遗传、行为和环境对发病率有何影响?宿命论的解释是:基因决定结果,生物学决定命运。另一种观点则认为:环境因素、人类和群体的行为都影响结果。所有因素之间存在独特的、令人惊奇的关系,大多数疾病都是其相互作用的结果。

这是我的首次热带之行,体验了复杂的环境、个体差异和感染反应的差异性。我在日记中写道:

热带地区的大自然既大胆又富有戏剧性，随处可见影响深远却极富悲情色彩的生物效应。常常观察和测量到许多重要的变量，给疾病防治工作带来巨大的帮助。

我在苏里南学到的科学方法对此后钻研肝炎产生了深远影响。正是在苏里南，我学会了凡事须依靠实地观察；新的观察带来新的假设，这些假设仅靠蹲在实验室是不可能有的。在恶劣的热带地区，遗传差异和环境影响的相互作用显而易见。反过来，实地工作也非常依赖于实验室技术，通过实验逐一证实或否定之前的假设。很久以后我才发现，其实实地考察还给了我另一份礼物——没有电话、邮件和没完没了的交谈，我终于有时间思考了！

我 1950 年离开苏里南后，好几年再没去热带。大四时，除了一个小规模的实验性研究项目外，我没有继续研究丝虫病。我必须完成最后一年的学习，然后完成四年的医院培训，才能完全重返科学研究。那段在苏里南的经历和在那里观察到的不同个体、不同人种、文化，以及不同行为模式的人群对感染反应的差异，影响着我的科研方向。在贝尔维尤医院和哥伦比亚长老会医疗中心担任住院医师的临床经验进一步增强了我对临床多样性的好奇心。这段热带地区的经历，对我后来的科学研究有着很大的启示。

临床经验与科学研究

我在纽约贝尔维尤医院担任了两年的住院医师（1951—1953 年）。在让我搞不明白的一大堆事情中，最让我不解的是那些老资格医生们的态度。这些医生多年前在贝尔维尤医院接受培训，现在回来探访怀旧。他们满眼含泪地讲述在贝尔维尤医院第一院区的经历是多么美好。他们催人泪下的回忆里满是活泼、充实和愉快的时光，我们听了颇为吃惊。我在贝尔维尤医院最初的几周里，工作十分艰苦——时间长、工资低（月薪 50 美元，之后涨到 125 美元；食宿免费）、设备老，不禁让我想起 17 世纪 Hogarth 的风格[5]。

几年后离开贝尔维尤医院，生活相对悠闲惬意。再次回首那段时光，我终于意识到这段经历是一条黑暗的通道，仿佛但丁的《神曲》所描绘的旅途。身处一片黑暗的森林之中，站上一个岔道口。右边的路已消失不见，所以他

---

[5] Willian Hogrth（威廉·霍加斯）（1697—1764）是英国著名画家、版画家、讽刺画家和欧洲连环漫画的先驱。他的作品范围极广，从卓越的现实主义肖像画到连环画系列。他的许多作品经常讽刺和嘲笑当时的政治和风俗。后来这种风格被称为"霍加斯风格"，他也被称为"英国绘画之父"。
　　　　　　　　——译者注

选择了左边道路,跌入地狱,穿过世界,来到南天的群星之下,登上炼狱山,上到天堂,下到尘世;又或像康拉德笔下的英雄 Marlow,沿着刚果河进入黑暗的中心,体验与 Kurtz 的宿命之交,历经地狱获得重生。但丁和 Kurtz 肯定能理解贝尔维尤医院住院医师的感受。不过这儿没那么严肃,我那会儿跟后来成为我妻子的 Jean 谈恋爱,声称住院医师餐厅的伙食很好,还说附近的里克岛监狱给我们提供了优质的面包和糕点。

全城最沉闷的几个地方都在贝尔维尤医院所服务的区域。许多患者都是穷困潦倒、无家可归、经常酗酒的男性(少数女性)。这一带的社区不怎么包容,他们就把医院当成了避难所。我们实习生肩上的责任很重。我们很快发现,很多工作如果我们不做,就没人做了。医院护士和有关职员很优秀,可惜人数太少。诸如入院前化验、送患者拍 X 线片、输血前交叉配血等活儿,在其他医院是由专门的人负责,在这儿都是由实习医生或住院医生来做。我们如果不做,患者就没法活了。大多数住院医师都住在医院里,伴着附近儿科病房孩子们的哭声入睡(似乎很需要这样的哭声)。

我们高昂的士气却未受影响。我们为从不把患者拒之门外感到骄傲。其他医院可以声称床位已满,甚至可以拒绝收治重病患者。但如果贝尔维尤医院病患太多,便会在走廊和辅助服务室设置病床。冬季一般都会超员。我们也热衷于休闲娱乐。我隐约记得有一次聚会还引起纽约小报的注意:当时我们在住院医师宿舍区庆祝某个被人遗忘已久的事件。次日上午,报纸刊登了一篇生动的报道,描述了大家饮酒作乐的行为,附有一张图像模糊的照片,画面里满是散落的瓶子、烟头、翻倒的家具和难以辨认的衣服。还有一个特写:一串脚印从一堵墙上到天花板,穿过天花板再下到另一堵墙。真不知道那项壮举是如何完成的。

我喜欢抢救患者带来的兴奋感。再怎么缺乏浪漫情怀的灵魂,也会为之吸引。曼哈顿下城区东部的一个神秘地区——那里的街道是用字母命名的(现在被称为"字母城")——曾发生一起严重的事故。还没跳下救护车,我就看到事故的严重程度。受害者的头被一辆公共汽车的车轮碾压,没有生还的可能。在可怕的事故现场,人群围成一个半圆。警察已经到场,准备将大巴从遇难者身上挪开;消防局应急车辆的探照灯光把现场照得通亮。现场有警灯、警笛、无线广播设备,俨然一部医疗剧的背景。我立刻进入角色,从救护车后面轻轻跳了下来,很应景地披上带有我们医院标志的大衣[可以想象一下 Adolphe Menjou 在 Kubrick 的杰作《光荣之路》(Paths of Glory)中扮演的 Broulard 将军],戴上绣有"贝尔维尤医院外科医生"字样的帽子,眉眼紧蹙,收紧下颚。

　　"这里谁负责？"我用从记忆中找到的某个 20 世纪 40 年代电影中的英雄主义代表人物的口吻问道(Norman Mailer 曾犀利地指出，三四十年代的电影是我们这一代人的记忆和想象力的源泉)。警察把我带到受害者旁边，人群低声说道："医生来了，医生来了。"没想到公众的目光竟然会集中到我身上(在医院里，我们自认地位低下，毫不起眼)，真是让我深受鼓舞。尽管遇难者明显没有任何生命迹象，我还是仔细检查了他的生命体征。很明显，我对此无能为力。光反射消失，对刺激没有反应，心跳无法恢复，脉搏消失，皮肤温度开始下降。我甚至用镜子检查是否会有气息凝结在上面，尽管知道这样做的象征意义大于实际价值，不过是当时判定死亡的一个步骤。我慢慢站起身来，对人群说道："他已经死了。"然后，我又对警察说："你能送他去停尸房吗？""他死了，他死了，他死了。"人群中回荡着我的声音，我慢慢走回救护车上，在闪烁的灯光和响亮的喇叭声中离开。

　　不知道你如何定义顿悟，但我赞同 Anthony Burgess 在使用这个词时的想法：一个事件，通常是一瞬，会被长久记住，具有象征或实际意义；难以定义，超越实际体验。贝尔维尤医院也有自己的顿悟，我把它当成是生活的俳句，在此仅述说一例。医院许多患者无家可归，与家人分离，更可悲的是还常常酗酒。Alex(化名)进医院时头部受伤，肯定是经历了激烈的街头打斗。警方无法确认肇事者身份，Alex 声称是"朋友"。伤口缝合后，Alex 入院治疗。我们发现他患有肺炎，感染了当时罕见且难以治疗的克雷伯氏菌。我们给他注射了大量抗生素，但治疗风险仍然很高。经过几周的治疗(主要由我负责)加上有效的护理，他脱离了生命危险，有了好转的迹象。我常去病房认真为他处理伤口，于是我们有时间放松地聊天。或许是对生活感到绝望，他一直是个顽固不化的患者，总是拒绝治疗。但我坚持要他继续接受医治。他的身体逐渐恢复，甚至彬彬有礼地感谢我，最后说："医生，你看，生命还是挺美的。"

　　当然，这样的大起大落、充满悲情色彩的戏剧并不常见。与患者在一起的时间似乎漫长没有尽头，绝大部分时间都是在为他们治疗，心理方面的疏导只是偶尔有之。我一直苦苦思考的是，为什么不同患者对致病因子的易感性和对疾病的反应差异会如此巨大，尤其是在结核病方面。那时，结核病十分常见。真正有效的抗生素几年后才出现。之后住院患者大量减少，结核病疗养院最终关闭，贝尔维尤医院也不再专设结核病病房。但当我在贝尔维尤工作时，医院非常忙。民间一直有传闻说某些人群比其他人群更容易感染肺结核，以及不同人群对治疗的反应也不尽相同。这些说法其实能在科学中找到依据。例如，通常认为凯尔特人和斯堪的纳维亚人比犹太人抵抗力弱。虽然在贝尔维尤医院不常见到美洲土著印第安人[6]，而我那时也没有接触过他们，缺乏相关医疗经验（后来有，尤其是在阿拉斯加实地考察期间），但众所周知他们容易得肺结核，因纽特人（爱斯基摩人）更加容易感染。很明显，这种易感性很大一部分是由于贫穷及由此造成的系列后果导致，但环境差异并不意味着就能排除遗传因素。

医学诊断和临床研究：谈谈科学过程

可以把医学诊断看作一个科学过程。下面几段我对科学过程做了一个概述。

在归纳期，我们首先收集数据，基于数据提出假设。提到"纯归纳法"概念，通常会想到 17 世纪英国评论家和科学方法先驱 Francis Bacon（1561—1626）。意即数据的获得完全来源于观察，不依赖先前的理论或假设，此时头脑如同一张白纸。当然，完全的"空白"是不太可能的，人们会根据对研究方向的预期不断修正它。如果我们决定在某个特定的地方（科德角海滩、月球表面或格陵兰岛冰川），收集大自然的某个特定类别（植物、软体动物、云、夸克、核酸等）的数据，这就表明我们脑海里业已存在一个可行的假设。在科研归纳期，总会有一个关于科学方向的先入概念。

在演绎阶段，先提出假设，然后设计实验，观察进程，以支持（"证明"）或推翻该假设。部分科学家认为，永远不可能证明一个假设的绝对正确性。[7]尽管多项研究可能支持这一假设且没有一条规则反对该假设，但或许下一个实验就能证明它的错误。即不确定性总是存在，就看有没有"被证明"罢了。另外，如果假设产生的预测没有在一个或多个实验中得到支持，该假设则有可能被推翻。

实际情况比听上去更好（Mark Twain 在描述瓦格纳的音乐时引用了该短语）。如果某假设经过多次实验没有被否定，并且实验者相信再继续实验结果也一样，那么就可以认为它是正确的。这样一来，无论假设在任何绝对意义上是否"正确"，科学家都可以进入下一步程序。可以这样说，科学家关心的不是真相到底如何，而是是否有足够的证据证明一个假设的正确性，然后将

---

[6] 其实在纽约城有许多印第安人，包括易洛魁族人（Iroquois）。他们主要从事"高空钢铁"作业（如在摩天大楼上做钢结构）或"地下建筑"（隧道挖掘）工作。

[7] 这一观点的现代表述来自于已故英国科学家 Karl Popper 爵士（1902—1994）的著作。他生于维也纳，长期与伦敦经济学院有联系。

研究进行下去。

在验证假设的实验完成后，实验者收集收据，判断这些数据是支持或是推翻该假设。实验收集的数据独立于最初的目的，现在可以用来建立新的假设。通常，一个或多个"新"假设将修改和重述被驳回的最初假设；同时，通过实验获得的新的信息还会使它更加丰满。现在，新的假设必须用另一组新的数据进行重新测试。为此，必须设计、进行一个新的实验。

这种科研模式乍看之下无需赘言，但值得注意的是，很多时候一组数据产生的假设又是由这组数据本身"验证"的。事实上，新假设需要新的研究设计和由此产生的新数据检验。除了用于重述、外推初始假设生成新的假设，这些数据还可以生成与初始假设无直接关联的假设，除非它们与初始假设有明显的联系。科学家普遍有个经验：意外的数据往往最有趣，因为意外能催生全新的点子。基于此认知，我们开始设计研究，希望得到意料之外的结果。听上去很滑稽吧？既然你期待意外，意外还会来吗？但还真有呢。

每一次检验假设都会产生新的数据，这些数据又会带来更多假设和更多数据。这一过程既带来答案，又带来问题。知道得越多，就越发现自己无知。爱因斯坦打了一个形象的比方，光环越大，周围黑暗的直径也越大。研究是一个连续过程，没有逻辑上可确定的终点；它不停地提供答案，同时产生更多的问题，进而在理论上无限大的空间中拓展人类的认知。医学研究产生的答案可以用于解决医学难题和疾病防治。即便产生了有实际意义的结果，也并不意味着研究的结束。

归纳是临床诊断的第一步。基于患者症状、病史和体检收集的信息，我们得出初步诊断，即提出了一个假设。然后，我们使用与患者初次接触后收集到的临床和化验信息来检验最初的假设。我们陆续产生更多假设，通过附加数据（类似前述之反复方式）支持或推翻这些假设。这一过程一直持续，直到我们认定已有足够证据进行最终的诊断，即把患者归类，然后施以适当治疗。我用一个假设的例子来说明。

一名中年男性被推进急诊室，略显肥胖，手指上有烟草污渍。他紧抓胸口，呼吸沉重，非常焦虑。医生走近患者，暗自做出假设，即进行初步的鉴别诊断：①呼吸道疾病，可能是肺炎；②心脏病，可能是冠状动脉阻塞。他把听诊器放在胸口，感觉患者没有发烧，仔细听诊之后判断，呼吸音虽然很快，但还算正常。这种综合症状和表现不符合原发性呼吸系统疾病（尽管不排除这种可能性），但与冠状动脉疾病相一致，比如快速且略显不规则的脉搏。患者能镇定回答问题，说心前区突然出现疼痛，并向手臂辐射，这也与冠状动脉闭塞相符。医生很快获得了其他信息：急诊室的 X 线片虽然质量不高，但显示肺部正常，但心脏扩大超出正常范围。最后，心电图也支持了心脏病的诊断。

医生不断重复这个提出假设、做出诊断的过程。这些假设或诊断要么得到连续的数据集合的支持，要么被排除，直到他或她得出结论，然后立即采取行动。有一个原则深深植根于每个医生的心底：在某个特定的假设经受了足够多次的排异测试后，就必须有所行动。医生此时可以开具处方，要求做进一步的检查来帮助诊断或导出新的诊断，当然也可以建议患者什么都不要做。但是在患者离开之前，医生必须要作出决定并采取相应措施。

这个过程有一点值得注意：由于必须立即行动，早期的判断是在信息不全的基础上做出的。当患者捂着胸口进入急诊室救治时，医生必须马上采取措施。下一步的诊断和数据收集可能会带来更多有用的信息，但医生总有一种警惕，即决策是在没有足够可信服信息的情况下作出的。在确定临床诊断的过程中，医生可能会觉得还有其他有用的信息，要获得这些信息需要更长的时间。医学院的教育，特别是临床医学教育，要学习如何在信息不完备的情况下作出决定。

1955 年，我离开了工作多年的临床岗位，全身心投入研究。此后多年，我依然以主治医生的身份给患者看病，之后则是作为医学顾问。这些临床经验对我的研究方法，特别是对其临床应用有着深远影响。在我稍后所作的研究中（下文将会有相关内容），我们在一名输血患者的血液中发现了某种神秘抗体。我和同事认识到抗体可能与肝炎病毒发生反应。这本该是一个相当漫长的发现过程，但我们的临床经验极大加速了这一发现。

第二章 牛津与国立卫生研究院：遗传变异与疾病易感性

1955 年在内科学规培期满后，我决定专攻关节疾病的研究和治疗[1]。当时我的导师建议我在物理生化方面找个课题。他们觉得我受过物理和数学方面的专业教育，所以这是一个适合我的方向。但是大家都没意识到，我的数学研究能力已经达到了极限，所以物理生化对我来说并不是一个理想的课题。我的思维比我想象的要更偏向于生物学科。他们极力建议我研究透明质酸———一种天然的生化物质，关节液的主要成分。我是一个听话的学生，便听从了他们的建议。当时牛津大学生物化学系的物理生化学家 Alexander G. Ogston 是这一领域的领军人物之一。1954 年，我和 Jean Liebesman 结婚了。我们打算在国外生活一段时间，对去牛津待几年颇有兴趣。于是我申请到 Sandy（Alexander G. Ogston 的全名是 Alexander G. Sandy Ogston———译者注）的实验室工作。深思熟虑后，他同意我加入团队。我最初计划当一名全职研究员，但 Sandy 建议我同时攻读博士学位[2]。所以我便以学生身份到贝利奥尔学院读书，Sandy 是该学院的研究员。从此便开始了我与该学院长期、充实、频繁的联系。后来我和学院的交集远不止于此。

我花了几年时间研究透明质酸，附录 2 中提到了一些。透明质酸已经成为科学和医学中的一个"明星分子"，这倒不是我当初开展该项研究的动因。我完成论文后没有回到这个领域，我对血清蛋白多态性更感兴趣。在牛津的第二年我开始研究血清蛋白多态性。尽管我放弃了论文题目的研究方向，但在牛津大学的那些年是我科研学习的一个转折点。Sandy Ogston 是一位出色的导师。他和研究生们共用一个实验室，我们几乎天天碰面。他对自然有很大的好奇心，他的研究就是为了满足这种好奇心。尽管后来我了解到科研的实际应用价值并为此兴奋不已，但 Sandy 还是教导我关注问题本身的内在

---

[1] 我还记得当初为何作此选择，但这些工作并不是特别有趣，只是间接地与后来我主要从事的研究有关。

[2] 美国大学所说的 Ph.D 来源于拉丁语 Philosophiae Doctor，牛津大学使用的是英译名 D.Phil，即 Doctor of Philosophy. 牛津的博士学位是为美国学生设立的，因为博士学位在 20 世纪的英国并不普遍。

固有价值。他对生物科学有着非常严谨的量化研究方法，这在他那个时代是不多见的。他努力将这种严谨传承给学生。他塑造了我和几位同学的科学人格，我对此永怀感激。我体会到实验科学的变幻莫测。在实验科学中，实验者创造了自己的世界，同时被告诫要精确反映"真实"的自然世界。实验模型允许对它所模拟的世界进行推断，但这种假设并不总是正确。将实验结果与临床观察或现场研究的实际情况进行比较，会使精心设计的实验更加精细。

遗憾的是，Sandy 于 1996 年去世。他的一生漫长而充实。我相信他的人生是圆满的。追悼会在圣母玛利亚大学教堂举行，他的家人请我在追悼会上发言，我欣然接受。这是哀悼牛津大学领军人物逝世的惯例，这也让我有机会表达对 Sandy 的感激之情。

在贝尔维尤医院和苏里南丛林医院工作期间，我发现了许多与疾病相关的多样性问题，这些有趣的问题一直占据着我的思绪。在这一章中，我将讨论一些原理，介绍一项用于分离蛋白质的新技术——凝胶电泳。在新技术的支撑下，我们的研究有了新的发现。同时，这项技术还阐明了科学和技术之间的相互依存关系：要取得新的发现，往往需要新的技术，而新的技术又可以促进新的发现。

遗传变异与疾病易感性

站在病床边，医生可能会问："为什么病人生病了，而我却没有？为什么在看似同等风险的情况下，有些人会生病，另一些人则安然无恙？"可以简单地说是有些人比其他人更幸运；偶然地，一些人接触了致病原而患病，另一些人则没有。但除了运气之外，人与人之间确实另有差异，其中一些差异与对疾病的易感性不同有关。在医学上，预防和治疗的一个重要方法就是识别个体之间的差异，并探究这些差异与特定疾病的易感性和环境的联系。若能找到这些差异，最易感染的人就能得到保护。此外，这些差异可能揭示发病机制（即疾病如何在体内发展），并有助于明确治疗的细节。特别值得注意的是，个体和人群之间的遗传差异导致了疾病易感性的差异，因为这些差异往往可以在患者暴露于疾病危害之前被检测出来。这个理念成了我们研究的动力。如果能在生病之前准确识别出易感因素，就可以进行干预，预防疾病的发生。没有疾病的人生，或者更现实地说，更少疾病的人生，或成为可能。

西方医学传统上侧重于治疗，预防的概念在过去并没有得到太多认可。在医学院，人们认为预防医学培养的人适合去当公共卫生公务员。20 世纪中叶，这个职业的地位并不太高。疾病预防的研究内容通常包括接触病原但可能患病或可能不患病的人。这可能就是预防医学不像其他医学分支那样具有吸引力的原因之一。如果预防医学做到位，什么事都不会发生。没有人得病；没有人流血，没有人胳膊和腿上吊着管子，被火急火燎地推进急诊室，身上缠绕各种医疗设备。没有了夸张的动作情节，很难拍出戏剧性的电视剧吧。

苏里南的经历让我产生了关于个体差异性的疑问。为什么在班氏吴策线虫微丝蚴阶段的携带者中，爪哇人比非洲人后裔少？为什么在不同的人群中，有些人感染了，有些人没有？当时只有少数几个特征（种族、年龄、性别、居住地）可供我们研究，以解释其中的不同反应。研究的第一个难题，是找到人类与疾病相关的并可实际用于研究的生物及免疫特性。20世纪50年代开始的技术进步促进了对人类血清蛋白变异这一巨大宝库的研究。以前要获得血清蛋白并不容易，这个问题我会细说。在此我们先看一些早期对个体间和不同人群间遗传生物变异性的研究的例子。

群体内和群体间的遗传生化变异：萨洛尼卡战役

1916年第一次世界大战期间，西欧战场上盟军战况吃紧，伤亡惨重，战果甚微。欧洲南部被称作是"欧洲软肋"，盟军最高指挥部认为对那里发动攻击可以扭转困境。在时任英国第一海军大臣的温斯顿·丘吉尔的极力推动下，军方领导层策划了一系列新的战役。其中最著名的（或者说最臭名昭著的）就是英国和联军进攻土耳其加利波利的战斗，结果十分惨烈。不久后，联军撤退。[3]

另一场战役中，盟军计划通过希腊北部进入巴尔干半岛和中欧。一支庞大的军队集结到希腊马其顿主要城市萨洛尼卡。这支军队有来自印度、塞尔维亚、波兰、英国、法国和北非的军人及当地军事和文职人员。那时输血技术还不成熟，但是在军事和民用医疗中，由 Karl Landsteiner 和他的同行在20世纪初提出的通过红细胞分型来实现献血和受血者血型准确适配的理论已经得到了普遍应用。这个理论根据不同人的不同抗原，将他们划分为大众熟知的 A 型、B 型和 O 型几个血细胞类型。

---

[3] 推荐澳大利亚电影 *Gallipoli*，它深刻地讲述了这场战斗中澳大利亚军队的惨烈战况。情节以一个年轻人的视角展开，在一次绝望又愚蠢的冲锋中，年轻人倒在了土耳其人密集的火力下。我第一次看这个电影是和小儿子一起。看完后，他看到我满脸震惊和悲伤，不解地说："爸，电影没那么糟糕啊。"我激动地说："是，可你是我儿子，我是你爸。"

塞尔维亚军队中心实验室中负责输血服务的医生是 Ludwik Hirszfeld 博士和他的医生妻子 Hanna。Hirszfeld 出生于波兰,曾在德国海德堡学习微生物学和免疫学。战争伊始,他就志愿到塞尔维亚军队当医生。塞尔维亚人被奥地利击败后,他亲身经历了惨烈的大撤退。在那次撤退中,他们穿过塞尔维亚和阿尔巴尼亚的山区,最终到达斯库塔里的亚得里亚海。后来,他在希腊再次加入塞尔维亚军队并负责输血任务。[4]

Hirszfeld 博士从健康的盟军和当地人中招募献血者,检测他们的 ABO 血型。(现代 Rh 血型和其他血型分类对预防输血反应十分重要,但在第一次世界大战结束前,还尚未被发现。)当 Hirszfeld 博士和他的妻子将数据按照献血者的来源人群进行分类时(即法国人、塞尔维亚人、非洲人、印度人、犹太人等),他们发现决定人类 ABO 抗原的基因频率存在显著差异。[5]具体来说,在特定群体的内部,人与人之间基因频率存在差异,这些差异使得 ABO 抗原得以遗传;群体间比较,决定不同抗原的基因频率差异同样存在。因此,这些群体可以通过基因频率来进行描述和相互比较。

血细胞抗原可以作为疾病易感性遗传差异的一个例子。如果一个人从父母那儿遗传了特定的抗原组合,那么给他输入含有不同抗原的血液就容易发生输血反应;如果输入相同抗原的血液,输血反应就能避免。红细胞 ABO 抗原是科学家研究的第一批常见遗传生化特征系统,又叫基因多态性。

基因多态性

在牛津大学生物化学系的第二年,我的研究发生意外的转变,我又重新回到遗传变异这个最初的兴趣点上。牛津大学,尤其是动物学院,长期对达尔文进化论有着极高的兴趣,简直可以用执着来形容。1860 年,在牛津大学举办的英国科学发展协会的年会上,达尔文的同事兼发言人 Thomas Henry Huxley(Huxley 十分出色,有"斗牛犬"之称。)和牛津教区主教 Samuel Wilberforce 进行了一场激烈的辩论。Welberforce 是宗教正统派的坚定捍卫者,他高度质疑人类是从低等灵长动物进化而来的观点。在这次激烈的争论中,他问 Huxley 是不是猩猩的后裔。Huxley 用他深厚的语言功底回答道:

4　F.R.Camp, E.A.Fuller, and K. I. Tobias, "Ludwik Hirszfeld—Physician, Scientist, Teacher(1884–1954)," *Military Medicine* 143(1978): 115–19.

5　引自 L.Hirschfeld and H. Hirschfeld, "Serological Differences between the Blood of Different Races: The Results of Researches on the Macedonian Front," *Lancet* 2(1919): 675–79.

　　"一个人没有理由为自己的祖父是大猩猩感到羞耻。如果某个祖先虽然颇有才能却不安分守己，不满足于自己领域中似是而非的成功，非要投入到一个并不熟悉的科学问题中，熟练地用诡辩的花言巧语和宗教的偏见来将大家的注意力从问题的实质上引开，这样的祖先，每当回忆起来，才会让我感到羞耻。"[6]

　　这个回答似乎以摧枯拉朽之势平息了对达尔文理论的争论，促进了达尔文理论的发展。

　　牛津大学动物学系生态遗传学教授 E.B. Ford 提出了遗传性多态性的理论。他关于遗传多态性的定义至今仍然十分有用："一个物种的两种或更多不连续的形态大规模地在同一个栖息地出现，其中最稀有的形态不能仅仅通过反复的基因变异来维持。"[7] 这个描述晦涩难懂而且信息量太大，可以通过一些例子来理解。

　　Ford 父子是鳞翅目昆虫学家，主要在英国乡村研究飞蛾和蝴蝶。早期的一些优秀的多态性的案例就是 Ford 父子等动物学家对鳞翅目昆虫的研究成果。19 世纪中叶的英国，常见的白桦尺蛾的翅膀是灰白斑驳的。在天敌面前，这种图案能给这种昆虫提供有效的伪装和保护。当它们栖息在地衣覆盖的橡树和其他坚硬树木上时，很难被发现。1846 年，英国南部首次报道了白桦尺蛾的黑色变异型。黑色这种形态是由一个显性等位基因决定的，这种基因可能是由普通的灰白斑驳型偶然突变而来。[8] 这很罕见，因为从一种基因突变到另一种基因的情况本来就非常稀少，而且黑色的白桦尺蛾更容易被鸟类捕食。因此，在这个群体中，黑色型基因频率的维持只能依赖重复的基因突变。这个频率非常低——低至几千分之一。但从 19 世纪中叶开始到 20 世纪，黑色白桦尺蛾在英格兰中部和南部越来越多，甚至在部分地区完全取代了以前常见的灰白斑点型，以至于灰白型白桦尺蛾反而成了稀有品种。到底是什么导致了蛾类发生这种显著的外观改变呢？

　　工业革命在英国很早就开始了，英格兰众多工业区（有"黑色国度"之称），开始广泛使用煤炭，产生大量污染，杀死了覆盖在树干上的地衣。所有的树干像穿上黑漆漆的制服一样，一律变成了黑色，使突变后的黑色型白桦尺蛾

---

[6]　引自 Alexander B. Adams, *Eternal Quest: The Story of the Great Naturalists* (New York: G.P. Putnam's Sons, 1969), 389.

[7]　E.B. Ford, *Genetics for Medical Students*, 4th ed. (Landon: Methuen, 1956), 101.

[8]　同一个基因的不同形式可以在不同个体染色体的相同位点上同时存在，这种基因称为"等位基因"。个体可以通过遗传从父母那里得到特定的等位基因。而特定位点的基因突变可能产生新的等位基因，并遗传给下一代。

比灰白斑点型有更好的伪装保护，免于被天敌捕杀。在英国、欧洲和其他地方都有此类飞蛾颜色变化的例子（称为工业黑化突变）。[9]

另外一个著名的多态性例子是镰状红细胞血红蛋白病（镰状细胞病），初级生物课程常有谈及。血红蛋白是红细胞里的一种蛋白质，在氧的运输中承担至关重要的作用。大多数人的体内都含有双倍剂量的血红蛋白 A（基因型 Hb^A/Hb^A），因为他们从父母那里各获得了一个血红蛋白基因。而在非洲多地、欧洲南部以及亚洲的一些地区，Hb^A 的等位基因 Hb^S 也很常见。不过，Hb^S 产生的是镰刀形红细胞的血红蛋白。拥有两个这种基因的个体（纯合子 Hb^S/Hb^S）更容易患镰状细胞血红蛋白病。由于镰状血红蛋白运输氧的能力有限，使得这种病的患者生存率下降。同时，镰刀状红细胞还会堵塞血管，造成危害。不过，拥有 Hb^A/Hb^S 基因型杂合子的年轻人，可以避免死于在这些地区十分流行的恶性疟疾。每当一个 Hb^S 纯合子个体由于死亡或者生育力低下，无法将其基因传递给下一代时，就会有两个 Hb^S 基因从人群中消失。在没有任何有利于 Hb^S 基因传递因素的情况下，Hb^S 的基因将下降到只有通过反复突变才能维持的水平，即只有很小的数量。但是，由于杂合子拥有对抗疟疾的优势，与其他基因型的人相比，这类人能够为下一代贡献更多的基因，因此 Hb^S 基因仍会在人群中保持相对较高的水平。Anthony C.Allison 是把镰状细胞血红蛋白多态性与预防恶性疟疾联系起来的先驱之一，我后面还会再介绍他的事迹。这些发现都是建立在对东非的一系列实地考察的基础上，其中就有一部分是在牛津大学探索俱乐部的支持下进行的。该俱乐部是一个鼓励成员进行科考及其他相关游学项目的学生俱乐部。

最初，多态性的概念表明，某些等位基因组合相比于其他的基因组合有更高的个体存活率，杂合子具有一定优势。然而，多态性的许多优势很难证明。也有可能多态性本来就不是刻意的选择，只是偶然的结果。在很多情况下，单个多态系统自身的选择性优势可能因为太小而无法检测到。但是，如果在研究单个多态系统的同时，还考虑到其他多态性的特征，以及可能与它们相互作用的环境因素，选择性优势可能就会体现出来。

抛开选择性问题，多态性系统其实为研究个体间和人群间的生化和免疫组化提供了一个很好的途径。20 世纪 50 年代中期，我们的研究刚开始时，红细胞抗原是最为广泛研究的人类多态性系统。除了被临床用于确定输血相容性的 ABO 和 Rh 系统外，其实还有许多其他的红细胞抗原多态性系统。比如

9　黑色白桦尺蛾的工业黑变病长期作为一个经典的基因多态性和自然选择的例子呈现在大众面前。但近来，越来越多人开始质疑佐证原始实验的观察和实验数据。（参见 *Nature* 396[1998]：35.）

Lewis、Duffy、Kell、Lutheran、Kidd 和 Diego，它们通常以患者的名字命名，这些患者的血液被作为试剂检测抗原。这些基因多被用于多态性的研究，体质人类学家也根据这些基因的分布来描述和比较种群。

研究采用的方法是，从相关的样本人群中采集血液标本，然后计算各个系统中抗原的频率。通过这种方法，我们可以得到控制该种抗原的基因型频率。接下来可以用这些基因频率来描述人群，并与可能有亲缘关系的其他种群进行比较。在红细胞抗原的种群分布领域已经有相当多的文献，它们针对不同等位基因与疾病易感性之间的差异提出了猜想。文献观点认为，无论是在现代还是古代，根据疾病和种群的进化历史，不同种群的等位基因频率都有所不同。

除红细胞多态性系统外，科学家们发现了一些其他的人类多态性系统。其中有些相当稀奇古怪，比如某人能不能尝出一种叫苯硫脲的化学物质，舌头能否卷曲，吃了芦笋以后尿液中会不会产生一种有气味的物质等。它们绝大部分的化学本质还没有被研究清楚，但人们显然不相信这些冷门的特质能提高生存率。

1955 年，Oliver Smithies（他也是我在牛津大学的博士生导师 Sandy Ogston 的学生）引入了凝胶电泳技术，这是一个重大的进步。Oliver 是一位杰出的科学家。除了对理论生物学的巨大贡献外，他还是一位优秀的多面手。他腾空了一间实验室用于保存他精心打造设计独特的恒温电泳池，还有其他一些更复杂的设备。1955 年，我来到生物化学系后还使用过这间实验室。此外，他还是一位出色的小型飞机飞行员，并保持着多项长途（包括跨大西洋）飞行的记录。

凝胶电泳法在现代生物学研究中有着非常重要的地位：它是许多分离核酸片段方法的基础，而核酸片段是分子生物学分析中的关键。在 Oliver 凝胶法出现之前，科学家们先将蛋白质溶液（例如血清）放置在湿润的纸或醋酸纤维素条上完成电泳分离。然后将条带置于电场中，蛋白质依靠携带的电荷迁移向阴极或阳极，并沿条带分布。这种方法可以鉴定出 7 种或 8 种不同的血液蛋白质。而在凝胶法中，由于蛋白质必须通过凝胶的孔隙，使得蛋白质和其他化学物质不仅可以根据电荷差异进行分离，还可以根据其质量和形状进行筛分。通过这种方法，科学家们初步鉴定出 20 种左右的蛋白质，而随着凝胶方法的改进，会有更多的蛋白质被鉴定出来。Smithies 使用这种方法发现了一种血清蛋白结合珠蛋白（结合血红蛋白）的多态性，并且有迹象表明，其他多态性血清蛋白也可以在凝胶上被鉴定出来。

　　我和 Anthony C. Allison 合作完成了大部分早期研究。我来牛津大学念研究生时，Tony（Anthony 的简称——译者注）是生物化学系的初级教员，我们成了好朋友。Tony 的妻子是美国人，他们的二儿子和我的大儿子先后出生，我俩当时都是 25 岁（生于 1925 年）。不过我们的成长背景截然不同。我从小在美国城市里长大；Tony 是一个肯尼亚种植园主的儿子，在当时还是殖民地的肯尼亚高地长大。他在南非念医学院，在牛津获得博士学位。Tony 参与群体遗传学的研究后，对多态性产生了强烈的兴趣。我之前提到，他好几次带队去东非考察，最早发现了镰状细胞多态性与恶性疟疾之间的关联。他鼓励我阅读 E. B. Ford、J. B. S. Haldane、R. A. Fisher 和 Sewell Wright 等开创了人类种群遗传学和多态性研究的科学家的著作。我逐渐意识到，人类多态性研究将为研究人类遗传变异及其与疾病和生存的关系提供一个概念框架，而凝胶电泳法可能是鉴定变异的主要技术。

　　我们搞研究的方式相当诱人。我们四处旅行，研究西方文化之外的种群，像前几个世纪的探险家和科学家那样积极探索。在选择实地考察的地点时，我会运用年少时喜欢集邮而积累起来的地理知识。我们的总体计划是追踪不同环境条件下人群中多态性特征的分布；在这些环境条件下，健康风险将大不相同。我们的猜想是，不同的疾病风险会产生不同的选择压力，因而决定多态性的基因频率也会不同。[10] 此外，我们更有可能发现以前未发现的多态性与疾病之间的联系，但并不知道可能会发现什么样的疾病关联。众所周知，科学发现有着意想不到的转折和结果，这是它的有趣之处。

　　接下来的几年里，为了收集用于研究多态性的生物样本，我做了多次实地考察。这是归纳科学的一种形式，即在一个大致的概念框架内收集数据，但没有具体的假设；在收集数据之后，假设才会形成。这些探索是我未来十年甚至更长时间研究的主要推动力，我将讲述其中的几个项目。在研究人类多态性的过程中，我们意外地发现了乙型肝炎病毒。

---

[10] 科学家必须找到一个"学科库"来对他们的研究进行分类。我在美国国立卫生研究院时把自己的研究归为"地理医学和遗传学"。这名字虽然有点尴尬，但申请实地考察的差旅费也因此容易了许多。

第三章 多态性与地理：疾病、遗传学和进化生物学

20世纪50年代，只有极少数的科学家对多态性感兴趣，这个主题貌似很深奥，同时与医学应用的关系也很远。此时，多态性常用于法医研究中，例如确定亲子关系，在有限范围内建立血库，一些人类学家还根据基因库的组成，对不同人类种群进行比较。多态性应用在人类学中，优势特别突出。在大多数情况下，生化特征是不可见且无差别的，不像肤色、眼睛颜色或其他明显特征的变化那样显而易见。随着人类基因组计划的发展，人们发现越来越多的基因具有多态性，因此多态性的研究变得越来越重要。检测DNA多态性比检测蛋白质或氨基酸的多态性容易许多。DNA多态性的检测可用于比较不同个体对药物反应的敏感性，识别更易对药物产生不良反应或更易患疾病的个体，并精确地找出与防治疾病相关的具有重要价值的特征。当时，我们正着手对不同种群进行系统调查，确定已知多态性的分布情况，寻找新的多态性及其生化特征。

1956年底我仍在牛津，能接触到一些研究遗传生物化学多态性的技术，这些技术可以用来识别不同个体对疾病易感性的差异。根据我在苏里南的经历，我提出了一个具有普遍性的问题，尤其是比较生活在蒙戈地区聚居区的印尼人与非洲人后裔，两个种群对丝虫的暴露水平显然相似，然而被感染的概率却存在显著差异。正如我前面已经讲过的那样，我在贝尔维尤的经历，尤其是在结核病病房的经历，再次印证了这个观点。结核病易感性的差异很大一部分来源于贫穷和恶劣的生活环境，我们研究的主要假设是，在疾病易感性方面，环境和遗传因素始终相互作用，而且环境差异也可能与遗传差异相互作用。

然而，我们的研究策略并不需要直接寻找基因与疾病之间的关系，这种方式太冒险了。就20世纪50年代的认知水平，生物化学遗传变异的数据尚且不足，变异与疾病之间如何相关的线索就更少了。几年前，耶鲁大学《本科学报》仿造《纽约每日新闻》的虚假广告，刊登了一系列模仿广告，其中一则是

本章的某些部分改编自 Baruch S. Blumberg, *The Publications of Baruch S. Blumberg Series on Twentieth Century Biology*)(Singapore: World Scientific Publishing Company,1999)。

关于一个虚构的舞蹈学校；广告文案这样写着（如果我没记错的话）："会走路，就会跳舞。而我们将教会你如何走路。"因此，我们决定学会走路——也就是尝试找出新的遗传变异，并确定生活在完全不同环境中的正常人群的基因分布情况。之后，我们再去学跳舞，也就是找到多态变异与疾病之间的关系。我们寻找血清蛋白质变异遗传模式运用了 Smithies 的淀粉凝胶技术。

我们计划使用的一些概念源于人类进化论的种群生物学；这些概念基于一系列既定概念及其派生推论。

1. 疾病是人类种群中非常重要的物竞天择因素，即疾病影响人类进化。

2. 生活在不同环境条件下的不同人群所遭受的疾病危害也不同。

3. 环境与疾病的分布存在地理差异。

4. 疾病的分布可能存在绝对差异（即，佛罗里达州少见冻伤，而格陵兰更可能发生冻伤，西非比瑞典更可能发生疟疾等），也可能存在量化差异（生活在阿拉斯加的因纽特人比生活在加利福尼亚州的帕洛阿尔托人更易患结核病，但后者也会患结核病，只是发病率更低）。

5. 生活在不同地理位置人群的基因库彼此不同。这些差异，至少一部分，是由疾病的差异性选择引起的。当疾病模式存在极端差异时，基因库的差异则很可能非常大。

6. 在人类历史上，由于人口的迁移，不同地理起源的人类种群往往生活在同一个国家，生活环境也相同。但是，这些人群，即使拥有许多相同基因，也可能拥有不同的基因库。这些基因库是这些人群原始家园特有的选择性因素，在移民到新地区之前早已代代相传了。例如，第一次世界大战中萨洛尼卡不同人群 ABO 血型分布的差异，前文已讲述。

7. 在通婚和相似选择力（即新地理区域中普遍存在的疾病）的作用下，过去分散居住在不同地理区域的移民，其基因库可能会随着时间的推移逐渐变得相似。例如，居住在撒哈拉以南非洲地区的非洲人患镰状细胞病的概率很高，部分原因是恶性疟疾的选择性作用。然而，非洲裔美国人患镰状细胞病的概率低于生活在非洲的非洲人，却高于欧洲血统的美国人，虽然他们生活环境相似。出现这种患病率低的情况的原因是，两个族群之间通婚使得两种基因混合，以及北美地区恶性疟疾较少的选择性效应。[1]

---

[1]　在美国，本土疟疾现在很少见了。但是，在二战期间和战后成功开展抗疟运动之前（很大程度上是基于 DDT 的使用），恶性疟疾在美国东南部非常普遍，每年影响数十万人。尽管输入性疟疾并不罕见，但起源于美国的病例却很少。地方病发生在加利福尼亚州中谷的水稻种植地区，疟疾从印度的受感染移民中传入，并在当地经蚊子传播。

Edward O. Wilson 的科学自传[2]引人入胜，其中就描述了他和他的同事在 20 世纪六七十年代对类似概念的研究，他们将生态学、进化论、地理差异和遗传学联系起来。他对居住在相同和不同地理位置的蚂蚁进行了深入细致的研究，他的数据大部分来源于此。他还把研究扩展到其他物种的行为上，并由此提出了关于社会生物学的观点，即基因对个体行为和社会行为的影响。后来，当这些概念被用于推论人类行为时，引起了不小的争议。这是应用遗传学发展史上出现的又一个争论。性状是遗传的还是受环境影响的？如果是遗传的，那么性状就不可更改；如果是受环境影响，那么性状就可以通过人为干预而更改。从实际意义上讲，这是毫无疑问的，因为大多数（即使不是全部）生物现象是遗传和环境共同作用的结果，通常很难把两者之间复杂的相互作用划得泾渭分明。此外，基因的作用还可能被改变。糖尿病有部分是由遗传得来的，而这种病可以治疗，那么基因对糖尿病的作用就降低了。亦或是某人对糖尿病具有遗传易感性，但避免某种特定的环境因素可能会延迟甚至终止症状的发展。疾病可能是由行为"引起"的，比如乙型肝炎或艾滋病等性传播疾病，而改变自我毁灭性的行为要比干预和改变基因效应要困难得多。

因此，我们提出了这样的假设：遗传性的生化变异与疾病的易感性有关。我们拥有技术——淀粉凝胶电泳；我们已知不同人群的疾病流行程度存在差异——基本上到处都是；我们有寻求答案的动机和干劲。现在就剩研究资金的问题了，这很容易。

西班牙的巴斯克人

我们对多态性分布的研究最早从英国开始，研究对象主要是居住在牛津附近的英国人，再将欧洲人群的数据与其他人群进行比较。那时，我受邀赴西班牙参加学术会议，并获得了一笔资助。这给我提供了从其他人群获得血液样本的机会。1956 年 9 月 15 日清晨，一行人挤进我的那辆甲壳虫，驶向多佛，然后转乘轮船来到法国。我们一路往南悠闲自驾，在美食国度遍尝美味佳肴。随后在马德里短暂停留参加会议，会议虽然组织无序却令人愉悦。会后驱车前往西班牙北部海岸的吉普佐科省圣塞巴斯蒂安市，这里也是巴斯克人聚集地之一。

巴斯克人的居住地分布于横跨法国和西班牙西部边界的几个省份。那

---

[2] E. O. Wilson, *Naturalist* (New York：Warner Books, 1994).

里环绕着巴斯比利牛斯山脉，美丽的低山绿树成荫，广阔的牧场延绵数里，而巴斯克人的传统技能正是放牧羊群。这些人愿意当牧民，过着孤独的生活，许多人还移民到美国的内华达州等西部地区，在广阔土地上继续牧羊。1957年，正值弗朗哥统治西班牙，巴斯克人曾强烈反对政府高度中央集权。但是，生活看起来依然平静。

正是由于巴斯克人的语言与众不同，才吸引我们研究他们。几乎所有欧洲语言都属于印欧语系，包括希腊语、拉丁语、阿尔巴尼亚语、罗曼语、英语、德语和荷兰语等。巴斯克语与这些语言基本没有相似性（尽管不少法语和西班牙语词汇被引入巴斯克语），并且尚不清楚它与哪种语言相关联。20世纪50年代的语言学研究认为，巴斯克语与高加索地区的几种语言以及北非的高阿特拉斯山脉的柏柏尔人的语言具有相似性。当时普遍的观点是，巴斯克人是古老的欧洲土著人，在过去的几个世纪中，这些人与从东方和南方迁徙而来的其他人群相互融合。无论是在文化方面，还是从遗传学上讲，巴斯克人都被认为与其他欧洲人相差甚远。由于我们计划研究的对象是不同人群，也可能是几个世纪以来生活在不同环境的人群，因此巴斯克人就成为我们非常合适的研究对象。此外，我们正在前往西班牙，还有望与西班牙同事合作，后者将安排收集并提供专业知识，因此这个研究项目的开销并不大。

遗传存在差异。巴斯克族人群中 Rh 阴性血型基因的分布频率明显较高。我们可以推测，这将导致该人群中 Rh 不相容的婴儿数量比 Rh 阴性分布频率较低的人群更高。如果 Rh 阴性的母亲怀有 Rh 阳性的孩子，则母亲体内可能会产生 Rh 抗体，这可能导致血细胞大量破坏和胎儿死亡。Rh 阴性母亲的生育力将因此降低，除非为弥补这种损失而增加怀孕次数。多态性研究的先驱 E. B. Ford[3] 认为，人群中 Rh 阴性基因必须具有某种优势才能弥补这种损失，但巴斯克人没有明显的优势。自从人们认识到红细胞抗原的种群分布以来，就有许多研究试图找出它们是否与疾病易感性相关。例如，最早的相关报道，A 型血人与 O 型血人相比，小儿支气管肺炎死亡率较高。但可能因抗生素的广泛使用，这个结论在后来的研究中并未得到证实。这是通过医疗干预削弱遗传易感性的早期例子。在 20 世纪 50 年代，人们发现胃癌患者中，A 型血更为常见，此后也有许多相关报告。然而，血型疾病易感性对医学实践并没有太大影响。尽管在过去的五六年中，人类基因组知识的进步很可能会产生很大的影响，但现在仍然难以表达风险和概率的概念。我将在后面的章节中

---

3   E. B. Ford, *Genetic Polymorphism* (London: Faber and Faber, 1965).

再次谈到。

　　在分娩时运用置换输血法，可以降低 Rh 阴性母亲生育 Rh 阳性孩子的死亡率。一些医疗服务良好的社区对怀孕初期的孕妇进行免疫接种疫苗，几乎消除了 Rh 不相容性问题。巴斯克人还有其他几种血型。我们的研究还证实了此前其他研究结论，即巴斯克人的 B 和 Fy^a 表现频率较低。我们还发现，血清触珠蛋白多态性基因 [4] 在巴斯克人中的分布与其他欧洲人群没有差异。这些发现是人类学家和历史学家的研究兴趣所在，但是对于我们感兴趣的疾病遗传易感性研究，并没有太大的促进作用。研究数据的收集结果仅仅充实了基因分布数据库，但远远没有达到有所"突破"的程度。不过，这也增长了我们对基因分布的认识，符合我们的研究计划。

尼日利亚

　　为了获取不同生活环境的人口信息，我们必须前往比欧洲邻国更远的地方。非洲是理想的研究地。牛津大学的同事 Tony Allison 的青少年时期是在肯尼亚和南非度过的，对非洲大陆非常了解。在他的知识和人脉的帮助下，我们开始筹备非洲实地考察。首要问题是钱。1957 年，美国政府开始加速资助基础科学研究，拉开接下来几十年科研资助高速增长的序幕。我申请了国立卫生研究院的某项不知名的基金项目。如果科学家有个好点子，且只需要几千美元即可施行，就可以直接给相关官员写信提出申请。如果研究计划合理，成功的可能性很大，就可以略过诸多复杂审核程序，资金快速到位。我写信给位于贝塞斯达的国立卫生研究院，解释我们的项目，资金很快批下来。我预订了机票，开启了首次非洲大陆之旅，后来又多次去往非洲。

　　在 20 世纪 50 年代乘坐飞机旅行似乎比现在更加冒险，西非航空公司的 WT921 航班不会让人失望。这架 DC-6 飞机是加拿大版的"阿尔戈号（Argonaut）"，尽管我们的旅程不像最初的冒险者 Jason（即伊阿宋，他乘坐古船"阿尔戈号"到海外寻找金羊毛，以拿回被他叔叔篡夺的王位——译者注）那样多灾多难，但它有自己的高光时刻。从伦敦刚出发后不久，我就注意到飞机的一台螺旋桨停止转动了。机长通过对讲机告诉我们，油表显示"压力下降"，必须返回伦敦。在英吉利海峡上空排放了大量汽油之后，我们返航了。

---

[4]　触珠蛋白结合血红蛋白并对其进行回收。血红蛋白在正常的红细胞生命周期中死亡，分解并将其成分释放到血液中。在某些疾病（例如疟疾）中，当红细胞比未感染的个体更容易分解时，可能需要大量的触珠蛋白来保留血红蛋白。

很快，我们又搭乘另一架飞机再次踏上旅途，飞往罗马。这一次我们又差点没能抵达目的地。首次尝试降落时，突遇暴风雨，失去了与塔台的联系。几架军用飞机突然出现，发出无法降落的警告。我们转而飞往尼斯紧急迫降。我猜机长以前从未在那里降落过，第一次尝试降落宣告失败，他差点把飞机降落在这座美丽的度假城市的街道上。多次尝试后，飞机最终成功降落在机场跑道上。

次日我们刚起床就收到机长发来鼓舞人心的通知，告知我们目前状况良好。航班上有许多学童，大部分是英国殖民地公务员的孩子。他们平时在英国上学，这一次趁学校放假，返回尼日利亚与家人团聚。他们是典型的英国孩子，行为举止高尚，并未因旅程劳顿而感到沮丧。第二天我们到达罗马，随后抵达非洲之行的第一站——利比亚。黄昏时分我们离开了撒哈拉大沙漠。螺旋桨飞机的飞行高度相对不高，可以看到石油钻塔上的灯火、通宵行驶的大卡车和孤独商队的篝火。又一场大暴风雨迫使我们在尼日利亚北部的卡诺着陆，在赤道上突然出现的曙光的欢迎中，我们来到首都拉各斯。

尼日利亚当时仍是英国殖民地，但已开始为 1960 年独立做准备。与肯尼亚、乌干达和南非相反，尼日利亚很少有白人定居，气候恶劣和疾病肆虐或是其中一个原因。西非之所以被称为"白人的坟墓"，主要原因是疟疾导致的高死亡率。不论是入住国际大酒店还是之前频繁的飞机旅行，我都认真做好对热带旅行至关重要的个人卫生，还用"现代医学包治百病"的错误论调不断给自己洗脑壮胆。具体来讲就是尽量避免蚊虫叮咬，只吃熟食，吃水果必须削皮，不吃沙拉，喝烧开的过滤水，条件允许也可以喝瓶装啤酒。在热带地区保持健康，需要做好充分准备，保持充足的体力。

在机场，我受到伊巴丹大学病理学系主任 B.G.T. Elmes 教授夫妇的热情迎接，让我住在他们家。伊巴丹是西尼日利亚的大城市，也是该地区主要族裔约鲁巴人（Yoruba）的主要居住地。约鲁巴人拥有非常丰富的文化，他们的文化随着恐怖的奴隶贸易传播到世界各地。许多约鲁巴语单词被吸纳入美国南部和加勒比海地区的非洲裔语言中，其中就包括古拉语（Gullah），南卡罗来纳州和佐治亚州的海岛（在几年后，我在那里参加了卫生预防研究）以及苏里南的方言，牙买加、特立尼达等其他地区的方言。我在非洲的大部分时间，不管是在他们的家乡西尼日利亚，还是后来去往北部，都与约鲁巴人相伴。他们是很好的同伴，派对充满了欢声笑语，热闹非凡。

我从约鲁巴朋友那里获得了至少一份文化礼物。我偶尔会看到一些穿着相同衣服的人群，沿着马路一同前行或在公共场所聚会，他们敲鼓奏乐，谈笑风生。有人告诉我，他们是某个年龄组的成员，他们之所以聚集成一个社会小群体，是因为他们大约在同一年出生。这个主意这看起来真不错，与出生在相同时期拥有相似人生的朋友共度一生。后来，我回到美国，也组建了一个类似的松散的社会联盟，我出生在 1925 年，他们也出生在同一年，我们成为最亲密的朋友，直到现在，我仍然是这个小集体的一员。许多人都活到了 2000 年。那一年，我们还举办了一次为期四天的千禧年派对，共同庆祝我们 75 岁的生日。

我去伊巴丹时，伊巴丹大学医学院刚成立没几年。学院的教职人员大多数是欧洲白人，主要是英国人，还有一些非洲医师和学者。随着独立日临近，他们准备将教职人员非洲化。我参加过几次教职人员大会，感动于那高昂的士气和学术领导层对发展的渴望。他们希望把学院建设成为非洲甚至全球最好的医学院。

接下来的几周，我从附近的几个约鲁巴村庄收集了血液样本。1957 年 8 月 11 日，我们启程去北方采集一个土著人群（富拉尼牧民）的血液样本。大学为我提供了一辆长轴距的路虎越野车[5]，我非常喜欢。随车配备了一位经验丰富的驾驶员，第二次世界大战期间曾在缅甸战役中效力于西非边防军的尼日利亚军团。一个名叫 Oyo Oyefesu 的医学生希望和我一路，我同意了。出发前不久，医学院的宿舍服务员恳求我带上他。他从未去过北方，希望见见那里的家人；旅行期间，他自愿担任我的贴身男仆。我带的衣服不多，并不需要男仆，不过他在收集生物学信息上可以帮上忙。一路向北的途中，他的表兄也想探望家人，和他一道加入我们这个小团队。在这趟旅行中，似乎每天早上都有新人上车，探险队伍也初具规模。我很享受他们的陪伴。

19 世纪初期，富拉尼人（Fulani）涌入撒哈拉以南非洲。通过一连串圣战建立起一个改革派穆斯林帝国。许多人已成为城市居民，还与当地主要的豪萨（Hausa）文化相融合。部分富拉尼人仍生活在乡村或牧区，放牧是其主要经济来源。我要找寻的正是后者。我们在乡村徒步，希望能找到他们的半定居村庄。我们会在市场上寻找正在买卖的富拉尼人；我们经常光顾酒吧、酒馆和餐馆，了解他们村庄的位置。第一次样本收集点就在卡杜纳附近，第二次在潘克欣地区政府附近。富拉尼人是一个非常独立的群体，我们通常要花很多时间[6]来说服他们为我们的研究献血。到达潘克欣时，我受到一位当地医生的欢迎，他建议我不要试图在那里采集样本。政府最近提高了牛头税，

---

[5] 由洛克菲勒基金向大学捐赠，用于科学和医学的实地考察。

[6] 原文使用了 palaver 一词。这是源于葡萄牙语的西非混杂语，意为"费尽口舌"的商讨和谈判。

富拉尼牧民心怀不满,战乱一触即发。这个地区历来冲突不断。有人告诉我,几年前就在那个地方,一名地区官员(英国殖民地官员)被害身亡。看来得推迟样本的采集工作。几周后,这位医生和同事们帮助我们采集到了样本。

在此期间,我们一直住在沃姆市的西非锥虫病研究站,附近是尼日利亚北部高原地区的大城市乔斯市。在那儿,我遇到了美国寄生虫学家 Robert Desowitz,他后来成为新加坡大学的莱佛士教授,再后来任教于夏威夷大学。Bob(Bob 是 Robert 的简称——译者注)和我去高地狩猎(我什么都没打到);同为纽约人,我们有许多共同话题。几年后,我们在瓦胡岛共进晚餐时,回忆起了我在沃姆的那些日子。他告诉我,当时科研站的工作人员得知我要采集富拉尼人的血液样本时,都认为我疯了。我非常惊讶,没想到他们会觉得此事如此危险,同时又感到很生气,因为居然没人告诉我潜在的风险。

Bob 是一位兴趣广泛的科学家,他是英国殖民地公务系统中为数不多的美国人之一。他撰写了几本有关热带医学的书,颇受欢迎,书名十分有趣,如《新几内亚绦虫和犹太祖母》[7]和《谁将品他病带给了圣玛丽亚》[8]等。第一个书名中提到的祖母是关于阔节裂头绦虫的传染病。这是一种淡水鱼寄生虫,通过烹饪就能使其丧失传染性。祖母们最爱制作鱼丸[9],会因处理未煮熟的鱼而被感染。(第二个书名中的品他病是梅毒的一种非性病表现形式。)

Bob 还是著名的大型动物猎手。这项运动在那个年代比现在更受欢迎。一天午休时,他给我看了一封公函,要他与几位猎人同去猎杀一头狮子,它威胁到了村民和牲畜。这位寄生虫学家的生活十分富足。

我们从这次旅行中有什么收获?发表了几篇论文,描述了约鲁巴人和富拉尼人的红细胞群分布情况,研究了几种血清蛋白多态性,包括血红蛋白结合触珠蛋白、铁结合转铁蛋白和 Gm γ 球蛋白组。研究成果已用于这些地区的人口遗传学和人类学的后续研究。我们还提出了与疾病易感性有关的假设。例如,我们发现在许多尼日利亚样本中似乎没有触珠蛋白。由于触珠蛋白结合了游离的血红蛋白,我们推测在非洲,由于疟疾感染而导致红细胞普遍分解,因此缺乏触珠蛋白将对人体十分不利。肾脏排泄会损失大量的铁,然而非洲人的饮食中,铁的含量较低,无法弥补损失。这个推论在我们后来的研究中得到证实,即铁蛋白(细胞和血液中存在的铁结合蛋白)与携带状态

---

[7] R. S. Desowitz, *New Guinea Tapeworms and Jewish Grandmothers: Tales of Parasites and People* (New York: Norton, 1987).

[8] Robert S. Desowitz, *Who Gave Pinta to the Santa Maria* (New York: Norton, 1997).

[9] 须将鱼剁碎,然后再上调料。

的乙型肝炎病毒的存在以及随后的肝癌之间存在关系。我们还提出，非洲人群中可能存在与触珠蛋白基因异常分布有关的补偿性和选择性优势，以弥补铁的损失。这次尝试很不错，我们发现了疾病的相关性，但是缺乏数据，没能引起科学界的关注。

　　实地考察和多态性研究主要是归纳研究。我们提出的研究假设比较广泛：确定多态性等位基因在不同生活环境中的人群中的分布不同，且对于不同疾病的易感性也不同。但是，我们没有更具体的假设。我们研究的主要目的是在实地和实验室观测健康与疾病的关系，提出假设，并在后续研究中能更直接地检验。在检验某个假设时，科学家通常采用较为经济的方式——即从实验室、诊所和现场收集的数据仅够严格检验所需即可。但是，在地理和智力维度上的同一点收集到的数据越多，则越有优势，因为这样才可以对可能与最初研究课题相关或不相关的其他假设进行测试。在我们做过的许多次实地考察中，我们除了研究人类以外，还研究了其他生物，希望确定在人类身上发现的多态性是否也存在于其他动物之中。在表型水平上[10]，这类似于当今人类基因组计划的做法，同时确定除人类之外的其他物种的基因组。相似生物的数据对于基因及其功能的鉴定非常有用，这些发现可被转化为对人类有用的信息。

　　在尼日利亚，我们在牛的 α-乳白蛋白乳清蛋白中发现了以前未发现的多态性。这个发现引起了人们的兴趣，后来还有一些实验室对此继续进行了深入研究。我们还与 A. D. Bangham 合作，当时他在英国剑桥附近的巴布拉汉姆动物生理研究所工作，我们共同研究了牛的血红蛋白多态性。大多数北欧牛（和大多数美国牛）都具有单一血红蛋白 A。但是血红蛋白 B 在泽西牛（Jersey）中分布频率很高，在法国中部和南部的瑞士褐牛（Brown Swiss）、夏洛来牛（Charolais）、缪赞牛（Limousine）和其他几个品种的牛中分布频率稍低。根据考古和其他证据，有人提出泽西牛起源于印度和巴基斯坦地区的印度河谷文明，通过游牧民从亚洲和非洲引入或带到欧洲。我们发现，尼日利亚的富拉尼白种牛（类似于印度瘤牛的驼峰动物）也具有较高的血红蛋白 B 分布频率。我们建议将其解释为泽西牛、印度牛和非洲牛相似之处的附带证据。我们还尝试将血红蛋白的分布与锥虫病的预防相关联，锥虫病是非洲牛的一种常见且极具破坏性的疾病。尼日利亚的达麻牛（N'Dama）和穆通牛（Mutum）这两种牛对锥虫病具有抵抗力，而它们没有血红蛋白 B；相反，富拉

---

[10]　也就是说，通过查看基因的产物（蛋白质），而不是核酸序列（基因本身）可以确定这种核酸，但在 20 世纪 50 年代是不行的。

尼牛没有抵抗力，却有血红蛋白 B。据我所知，两者之间具有微弱的联系，但没能引起科学界太大的兴趣。总而言之，虽然算不上突破，但是坚实的数据基础充实了后续的遗传多样性知识库。

在牛津大学读书期间，我一边撰写有关透明质酸的论文，一边研究西班牙和非洲。Ogston 教授对此非但不阻止，反而还挺支持。他知道什么时候该让学生自由发挥。

国立卫生研究院（1957—1964 年）

我和妻子 Jean 一直靠当学生的微薄收入为生，这对经济大萧条时期出生的我们来说问题不大，现在境况还更好了。我人生的下一步是找到了一份真正的工作，有薪水、要纳税，还有了我们的第一套房子。1957 年，我加入了位于马里兰州贝塞斯达的国立卫生研究院下属关节炎和代谢疾病研究所（NIAMD）的临床研究科。除了研究活动外，我还在国立卫生研究院的临床中心坐诊，病人主要是关节炎患者。有人希望我继续研究透明质酸，但这种研究不像多态性和实地考察那么令人兴趣十足。临床研究小组的主要任务是试验各种类固醇激素，以治疗类风湿性关节炎和其他疾病。这些的确很重要。但对我而言，无论是在科研上，还是在临床上，都毫无回报。在国立卫生研究院的鼓励下，我适时抓住自由的优势，继续在实地和实验室里进行多态性研究。在接下来的几年中，我们对希腊、太平洋岛国、美洲原住民，以及墨西哥和南美进行了实地考察。但是，我觉得没人能理解或赞赏我的工作，很难将我的工作划分到某种科学学科里。人们认为这是流行病学，这在当时还不被认为是非常严肃的科学。当时 NIAMD 负责科研的所长是杰出科学家 DeWitt（"Hans"）Stetten，他曾在中间代谢的生物化学领域作出重大贡献。我觉得，他只尊重生物科学的还原主义实验室方法，也就是说，所有生物学都可以用化学或物理学来解释，而涉及全民的人口研究被认为是不精确的。

多年以后，我获得了诺贝尔奖，Hans 致电向我表示祝贺。他坦诚地说，在关节炎和代谢疾病研究所，他并没有真正理解我在做什么，但是我仍然得到了资助，因为我知道他们所不知道的事情。这让我感到十分意外，我还一直认为自己是那个部门最受欢迎的科学家之一呢。看来我高估自己了。

这些关于多态性的研究会将我们引向何处？它们带来了 HBV 的发现，本书后面部分将会谈到。得到这个结果固然幸运，但是，在通往这一结果的道路上出现了许多岔路口，我会试着带您一探究竟。在某种程度上，我这样做是为了说明项狄式(Shandean)的科学过程，我还希望，证明这条看起来毫无目标的道路确实具有内在关联性。

我们研究了欧洲人口和热带地区的人口。我们应该去哪里研究环境和历史上甚至更极端的差异？很明显：北极。尼日利亚之旅的经费尚有剩余，我写信给国立卫生研究院，询问是否可以将这笔钱用于另一次探险。他们同意了。我开始计划北极冒险。

美国北极地区

　　您是否同意加入空军医学研究小组，前往阿拉斯加州巴罗市温莱特堡霍普角？周四出发。1958 年 7 月 2 日抵达拉德空军基地。邮编 0900。速复。

一天，我正在国立卫生研究院的新实验室里，意外地收到一封措辞简洁的军事电报。为了能往阿拉斯加收集美洲土著人——因纽特人（爱斯基摩人）和印第安人的生物标本以便继续多态性研究，几个月以来，我一直在尽力协调。这项工作非常复杂，主要是因为我想让自己的研究与其他健康调查同步进行，这样人们就能少抽血，而且将研究对象结合在一起也可以降低成本。

我联系了阿拉斯加好几个区的地方政府，都没有取得太大进展，而空军给了我很大帮助。在收到电报的几天之后，我就来到了费尔班克斯(Fairbanks)附近的拉德空军基地。他们发给我极地服装和救生设备，比如降落伞，幸好没派上用场。团队里有几位俄勒冈大学的科学家，还有空军人员，他们正在研究营养在因纽特人心脏病发展中的作用。和现在一样，五十年代的人们对饮食与心脏病的关系同样非常感兴趣。虽然缺乏证据，人们普遍认为因纽特人饮食中的脂肪含量很高。当时，军方资金非常雄厚，能够为基础医学研究提供资助。军队不仅拥有良好的交通条件和其他设施，还拥有资金支持科学团体的实地研究。Anthony Allison 也参加了这次旅行，但他和我分别去了不同的区域，目的是为了采集到尽可能广泛的人群样本。

第二天清晨，我们小组的成员（包括飞机机组人员在内，一共 18 人）和四吨设备与补给品被运上舷梯，装进了一架宽大的双尾撑双引擎的军用运输机。它一点不舒适，既没加压，也没暖气。为了能暖和一点，我们只得不停地踱来踱去，还得把之前分发的救生衣套在身上。我们从费尔班克斯向北飞行，拉升向上飞过布鲁克斯山脉。到达一万五千英尺的高空，空气变得稀薄，一些人吸了氧。越过该区域最高峰杜内拉克山之后，飞机下降到北冰洋边缘巴罗市的着陆带。那时，海里的大块浮冰群刚刚消融，海上吹来一阵大雾，我们刚好在大雾到来之前降落了。此后三天，迷雾笼罩，我们无法离开。在我们之后到来的几架飞机，着陆异常艰难。为了降落在着陆带上，他们尝试了很多办法，最后才敢着陆。还有几架飞机放弃着陆，转向飞往更安全的地方。

我们在位于巴罗的海军研究实验室中度过了一段时间，实验卓有成效。这是一座非常成功的实验室，20多年来，一直为大型科研工作提供支持。我与永久冻土研究小组一起进行了几次实地考察。我们乘坐的是"黄鼠狼"，一种适合在冻原带上驾驶的两栖车辆。一天傍晚，我们正驾着"黄鼠狼"在苔原奔驰，突然听到不远处飞机引擎启动了。看来天气转晴，飞行员鼓足勇气准备尝试飞往温莱特堡，那才是本次实地考察的目的地。我们飞驰回到了科考站，捞上个人装备，飞快地踏上飞机，前往目的地。

最接近温莱特堡的着陆带毗邻远程早期预警（DEW）雷达站，该站建于冷战期间，是整个亚北极地区的大范围防御系统之一，用于预警苏联的空中入侵。这里的着陆带距离温莱特堡几英里远，中间隔着一片苔原。我去与村庄的首领们接洽，让他们知晓我们已经到达，并请他们帮忙把设备搬到村里去。去往村子的路上，阳光明媚，群鸟嬉戏，野花遍地，成群结队的昆虫正享受着午间温暖，一切生机勃勃，充满活力。清新的空气和灿烂的阳光开始向地平线方向缓慢下沉（此后的一个月里，太阳都不会降到地平线以下），令人兴奋不已。这条环绕礁湖的小路把温莱特堡与大陆分开。当我走近村庄时，远远地看见无线电塔和教堂尖塔。一阵阵犬吠声传来，让我想起了可恶的哈士奇雪橇犬，心中暗暗不安。那时没有雪地摩托，交通仍然靠狗拉雪橇。几只犬队的雪橇犬趴在地上，所幸它们全部被拴在木桩上。因纽特人会严格约束自己的犬队，他们知道雪橇犬能咬断除铁链和金属条以外的任何东西，绳子或皮革拴不住它们。

温莱特堡有一排排沿北冰洋海岸修建的框架结构的房屋，这些房屋历史久远，最早可追溯到捕鲸者时代，历经风吹日晒。捕鲸者们在这里建立起贸易点，后来，因纽特人聚集于此，最终建立起自己的社区。我们到访那里时，这座村子的成人和儿童一共有219人。我对其中的111人进行了普通体检。第二周，我采集了他们的血液样本，用于确定多态性状的分布。由于红细胞抗原会随时间而老化，我必须马上开始专业的血液测试。然而，空军医疗队要在一周后才会空运物资离开这里，那时就为时已晚了，无法保存抗原。一天下午，一台单引擎塞斯纳（Cessna）飞机降落在沙滩上，真可谓天助。温莱特堡没有飞机跑道，必须非常小心地驾驶小型飞机才能在退潮时成功起降。

这架飞机的飞行员是一个 70 多岁的男子，他的飞机汽油不足，此次降落是为了补充燃油。他是一战期间的战斗机飞行员，在阿拉斯加担任丛林飞行员已有 20 多年了。在阿拉斯加的飞行员中，我喜欢那些上了年纪的飞行员，时间就像一把筛子，只会留下最优秀的人。

他同意带我回到巴罗，但我必须动作快。我迅速打包好试剂盒和标本，塞入飞机后舱。飞机爬升到大约 200 英尺的稳定飞行高度，开始朝着巴罗方向飞行。我们一直沿着海岸飞行，让航行地标一直在视线范围内。丛林飞行员似乎不喜欢飞得太高，要看见地面，才知道自己在哪里。我们绕过 Will Rogers 和 Wiley Post 驾机失事的地方。1935 年，他俩尝试环球飞行，最终飞机坠毁在这里。这片孤寂之处是他们在地球上最后的归宿。到巴罗后，我通宵奋战，将红细胞从血液中分离出来，以便在运输过程中更好保存样本。它们随即被运往波士顿，由同事 Fred Allen, Jr. 博士进行检测。

接下来的几周，我和 Tony Allison 去了好几个社区，收集因纽特人和居住在内陆地区的阿萨巴斯卡（纳得内语）的库钦族印第安人的血液样本。我们对阿萨巴斯卡的印第安人和因纽特人血型分布进行的研究是迄今为止最广泛的研究，它们至今仍然是科研人员的数据资源，被用于比较遗传特征（更正确地应称为"表型"）的组成。加拿大人类学家 E. J. Szathmary 在 1984 年发表的一篇论文[11]中使用过我们的数据，对来自美国阿拉斯加、加拿大和其他地方的美洲印第安人和因纽特人进行广泛比较。这一分析证实了这个假设，即因纽特人和印第安人来自亚洲的不同种群，且相隔距离较远。

决定各种类型触珠蛋白的基因在因纽特人中的分布，与早前我们研究所观察到的在欧洲和非洲人群中的分布差异很大。[12]对数据的粗略分析表明，存在南北向变化（梯度变化），并且较南部人群而言，Hp^2 基因在北部人群中更为常见。由此，我们可以推断出北部地区存在一些有利于 Hp^2 基因的选择因素（大概与气候差异有关），但我们不知道具体是什么因素。这也说明，在实施人类基因组计划以前，数据相对贫乏，寻找选择因素非常困难。如今，人们能够确定基因的功能，找到与其他动物同源基因的相关性，以及有关自然选择因素的真实线索。

在阿拉斯加北部布鲁克斯山脉偏远的阿纳克图沃克帕斯小村庄的居民中

---

[11] E. J. Szathmary, "Peopling of North America: Clues from Genetic Studies" *Acta Anthropogenet* 8 (1984): 79–109.

[12] B. S. Blumberg, A. C. Allison, and B. Garry, "The Haptoglobins and Hemoglobins of Alaskan Eskimos and Indians," *Annals of Human Genetics* 23 (1959): 349–56.

的触珠蛋白的分布，与阿拉斯加的其他因纽特人不同。他们的触珠蛋白 1–1 表型（即 Hp^1 基因的纯合子）是其他因纽特人群体的两倍以上。这可能是由"始祖效应"造成的。这个村子始建于 1951 年，距我们到访仅有 7 年的时间。村子里差不多只有 5 家人。这些家庭以前属于内陆和沿海其他地方的几个游牧和半游牧民族。尽管通常在因纽特人中较少见触珠蛋白 1–1 型，但阿纳克图沃克帕斯的一位长者，大概出于偶然吧，恰恰是这种类型。任何可能降低触珠蛋白 1–1 表型分布率的选择性作用，尚未在人群显现。同样，我们无法确定触珠蛋白与哪种疾病相关联，这其中的猜想非常多，这里我就不再赘述了。

苯硫脲（PTC）是一种特别的硫脲基团化合物（它包括氮、碳和硫）。它有一个不同寻常的特征，有些人尝起来感觉它很苦，而另一些人却尝不出苦味。一位化学家在寻找糖替代物时，合成了这种物质，从而发现了这种二态性。按有机化学家通常的做法，他自己尝了一下，发现它很苦。可是，实验室里另一位同事却没有尝到苦味。随后，他进行了家庭研究，研究结果表明对于这种物质的味觉具有遗传特征。与味觉二态性相关的化学分组也存在于几种抗甲状腺物质和致甲状腺肿物质中。在某些特定甲状腺肿患者中，味觉迟钝者的分布频率明显高于对照组。[13] 我们确定了阿拉斯加因纽特人的性状频率（这是有史以来，人们第一次完成这种研究），但是由于样本数量太少，尚无法确定它与任何疾病的关联性。

我们还收集了各种北极哺乳动物的血清样本，包括阿拉斯加海狗、地松鼠和土拨鼠，用以了解它们是否含有与人类遗传血清蛋白相当的蛋白。它们的分子大小和重量以及它们共有的某些功能可以用作比较的基础。例如，我们通过研究结合血红蛋白（很可能是生理功能）、血红蛋白、白蛋白和其他血清蛋白的能力，鉴定出了血清触珠蛋白。我们发现哺乳动物具有与人类多态性蛋白质等效的蛋白质，并且在大多数情况下与人类蛋白质仅有微小差异。由此可以推断出这些基因非常相似。我们做的这些研究第一次将人类和其他动物的遗传蛋白表型进行比较，由此引发了一系列有趣的问题。在进化过程中，从一个物种进化到另一个物种的过程中，改变起决定性作用的基因和蛋白质究竟需要多长时间？ 这些年来，对于不同种类动物的需求及其不断变化的生存环境，生物化学是如何响应的？ 这项工作为研究人类和其他物种的基因组

---

[13] 甲状腺肿是与碘缺乏有关的甲状腺肿大。这在饮食碘缺乏的山区和其他一些地区很常见。1960 年，我去厄瓜多尔进行了一次实地考察，研究了味觉测试与地方性甲状腺肿之间的关系。这次考察后不久，厄瓜多尔政局发生了重大变化，我也无法重新建立联系并完成研究。

相似性提供了早期见解。显而易见的是，基因组合具有高保守性——也就是说，人们发现，从最简单的生物到最复杂的生物，都具有相同或非常相似的基因。大自然似乎更喜欢反复使用旧基因，而不是创造全新的基因。

在温莱特堡期间，我还研究了人群中几种形式的关节炎的患病率。作为医学普查的一部分，我们对大多数居民进行了 X 线检查。对骨关节炎进行评分，这种疾病通常与年龄增长有关。然而，奇怪的是，公开刊物上找不到其他美国人群的相关数据，但是我们获得了一些尚未发表的有关美国普通人群样本中骨关节炎分布的数据。相比而言，因纽特人的骨关节炎患病率较低。多年以后进行的类似研究也证实了这一发现。目前，尚不清楚存在这种差异的原因是什么。

我们从非洲和北极等地的实地调查中有什么收获？最大成就就是我们往关于人类和其他动物多态性状分布的知识库里注入了新鲜血液。在没法确定 DNA 本身的多态性的时代，我们花费了大量的力气，研究了表型、血清蛋白和细胞抗原这几类基因的产物。如今，使用 DNA 多态性方法简单得多了，科学家能够研究成千上万的多态性。然而，即使如此，人口分布的问题尚未解决。在确定患病人群中是否存在更高频率的等位基因，或具有特定等位基因的个体患病风险更大之前，我们必须确定未住院人群的性状分布作为对照。实地调查仍有必要。

我们还做过几次不太深入的尝试，试图确定是否存在疾病关联。例如，我们对非洲牛的血红蛋白变异体与锥虫病相关的猜想，对触珠蛋白基因的南北沿等的猜想，以及其他一些甚至不那么值得注意的猜想。但是我们的主要目标是进行归纳：将有关多态分布的数据添加到"集邮册"中。这很需要耐心，要等待正确的观察结果，这些观察可能会引出有关疾病关联的重要假设，帮助我们理解其中的生物学机制。仔细敏锐观察到的人口分布数量越多，提出合适假设的可能性就越大。我们没有停下脚步。

第四章　发现一种新的多态性：Ag 系统

　　到目前为止，一切进展顺利。我们开始在多态世界的研究者中占据一席之地——科学家们都在血液和其他易于测试的人类特征中寻找遗传变异。但是我们的研究对象主要是别人已发现的特征。没错，我们确实发现过一些新蛋白质，例如牛奶中的 α-乳白蛋白，在人类以外的灵长类动物中发现结合甲状腺素的前白蛋白的多态性（对此的描述已省略），但我们真正需要的是一种此前尚未在人类中检测到的多态性特征。新的多态系统将使我们寻找疾病关联的机会大大增加。如果能有检测出来的新特征，研究者就可以在多态性研究学术界占有一席之地。这意味着其他人将把生物样本送来研究；也确保了该研究者将手握科学会议的入场券，并大大提高了其科研成果的发表率。新发现和新想法需要新技术，而这种技术很快就会问世了。这一发现不仅确定了非常有趣的疾病关联，而且由于偶然的奇迹，把我们直接引到了乙型肝炎病毒。

　　1960 年，牛津的同事 Tony Allison 来到我在美国国立卫生研究院的实验室过暑假，他曾和我参与西班牙和阿拉斯加的实地考察工作。Tony 建议我们尝试一种新方法来发现血清蛋白的遗传差异。首先，解释一下这门技术的原理。我们所做的工作以及其他多态性专家的研究已经清楚地表明，血清蛋白存在多种多态性，而且等位基因的分布（在染色体上占据特定基因座的基因的不同形式）因人群而异。其中许多等位基因的出现有一定规律：如果患者接受了几次输血，他或她的体内很有可能会产生非遗传性的蛋白质变异。如果这种蛋白质具有抗原性（即能够引起免疫反应），那么被输血的个体可能会对这种微弱的异源蛋白产生抗体。以血红蛋白结合的血清触珠蛋白为例，这是 Smithies 描述的第一种多态性。在美国或北欧人口中，不同表型的分布情况如下：10% 的人会遗传到触珠蛋白-1，35% 的人遗传到触珠蛋白-2，55% 的人会同时拥有两种蛋白。

　　以只有触珠蛋白-1 的患者为例。这些人占总人口的 10%，他们有 90% 的可能性会从遗传了触珠蛋白-2 的人那里受血。也就是说，他们也将接受异源蛋白，即使这种蛋白与他们继承的触珠蛋白–1 相差甚微。如果触珠蛋白–1 患者接受的输血少于五次，那么"异源"暴露的可能性将非常高。同样，如果患者仅遗传了触珠蛋白 –2，那么在单次输血中接受异源触珠蛋白–1 的可能性将达到 65%，5 次输血后，接受异源触珠蛋白–1 的可能性将非常高。杂合子同时拥有两种蛋白，且不会将两者视为异源。因此，对于接受少于五次输血的患者中，有 45% 的人接受异源触珠蛋白的可能性非常高。这类似于众所周知的红细胞输血问题：如果输血者的血液中所含的红细胞抗原与受血者的红细胞抗原不同，患者就会发生临床症状。

其他蛋白质多态性也有类似的分布。[1] 我们可以推断，通过对受血者的血清进行研究，可能发现一种已知的多态性或某种新的多态性（即尚未发现的多态性）。简单的假设是，一些接受多次输血的患者会产生针对供体血液中存在的遗传抗原变体的抗体，这些抗原变体本身并非通过遗传或后天获得。然后，可以将这种抗体用作试剂，以检测供体血液中的抗原变体，或人群中另一个遗传了相同蛋白质抗原变体的人血液中的抗原变体。我们设计的技术很简单：我们将从接受多次输血的患者体内获取血液样本，然后对其他人的血清进行检测。我们计划使用分组中不同人群的血液，因为我们知道等位基因多态性的频率因人群而异。我们希望能尽可能地发现新的多态性。

我们使用的技术是琼脂凝胶中的双重扩散，使用的是最近引入的以发明者名字命名的 Ouchterlony 法 [2]。把琼脂薄片钻孔并放置在载玻片上。将受血者的血清放置在中央孔中，来自测试板的血清放置在中央附近的相邻孔中。抗体（即由受血者的免疫细胞产生的，对他或她已输入的外源蛋白质具有特异性的特殊蛋白质，γ 球蛋白 / 丙种球蛋白类）扩散到琼脂中。来自外围孔中其他血清的蛋白质也扩散到琼脂中，如果存在抗体特异性蛋白质，合并的蛋白质就会从溶液中析出，在凝胶中形成一条沉淀弧。沉淀弧可以被观测到，也可以将沉淀的蛋白质染色用于后期研究。

扩散需要时间。我们通常在白天进行实验，然后将装有载玻片的容器放在储存箱中过夜。第二天早上，我们返回实验室，打开储存箱，兴致勃勃地检查载玻片，看看是否有我们设想的沉淀弧。

前几批受血者的血液毫无反应，但我们继续坚持。大约尝试到第十三次时，我和 Tony 早上进入实验室，打开储存箱，迅速查看载玻片，发现靠近大

---

[1]　例如 γ 球蛋白基团（Gm），即在凝胶电泳（Gc）中迁移至白蛋白后的蛋白；还有转铁蛋白，即铁结合蛋白（Tf）。

[2]　O. Ouchterlony 是瑞典西部哥德堡大学的教授，该大学是著名的免疫学权威。

多数外围孔的地方出现了优美的蛋白质沉淀弧。通过提出假设进行预测的魔法成为现实！[3] 观测到的这个现象，使我们脑袋中的想法变成了现实。我们把"新的"沉淀蛋白命名为"Ag 蛋白"，这个不太特别的名称，模糊地提醒我们一直在寻找的抗原。如今，我们必须确定变异是否会被遗传，如果是，那么哪些蛋白质会有此现象。我们调查了许多正常人群和患者人群，以了解 Ag 蛋白的分布情况。

从这些最初的实验中，我们可以提出一些假设以便进行后续研究。首先，这种神秘蛋白质的存在与否是一种不连续的特征；也就是说，你可以将大多数个体归为阳性或阴性，而一小部分个体是不确定的。其次，不同人群中反应率存在很大差异。例如，约 60% 的美国人口对此产生反应，但来自太平洋岛民的血清有 98% 发生了反应。然后，我们从几个家庭（主要是母亲、父亲和他们的孩子）的血清中寻找 Ag，并利用这些数据测试了遗传模型。在父母双方均为阳性以及父母一方为阳性而另一方为阴性的婚配中，其后代既有阳性也有阴性。但是在父母双方均为阴性的家庭中，所有孩子均为阴性。此外，在父母一方为阳性的家庭中，母亲或父亲都可能拥有这种蛋白质。这与常染色体隐性遗传的孟德尔模型一致。这意味着，控制这种性状的基因座位于常染色体上，而不是位于 X 或 Y 性染色体上。如果某人单次或双次拥有标记为 Ag^A 的基因（即从父母一方或双方遗传到该基因），那么他或她就是阳性反应者。从父母双亲遗传了我们标记为没有上标的 Ag 基因的人（暗指我们不知道其产物）是阴性反应者。即，Ag^A 较隐性 Ag 基因而言是显性。后来，我们在其他家庭中反复测试了这个模型，结果与常染色体显性遗传假设相符。

我们已经发现了一个多态性，但是我们并不确切地知道其中的蛋白质是什么，只知道它是一种抗原，以及我们能够描述在电泳实验里它在电场中的迁移。接下来我们该怎么做？科学过程多种多样，在这种情况下，我们决定采用非常直接的方法。我进行了免疫扩散和电泳实验，拜访了美国国立卫生

3　假设表述是一种利用想象力来解释数据和进行预测的练习。莎士比亚对诗歌从幻想中唤起真实感的魔力有独特见解，他在《仲夏夜之梦》第五幕第一场中这样写道：
　　　　诗人的双眼，狂放一转，
　　　　从天上看到地下，从地下望向天空；想象让无形，呈现于心中；
　　　　诗人笔下，如有神助，
　　　　给未知事物，以具体形状，
　　　　给虚无缥缈，以名字和住所。
　　艺术创造力与科学创造力之间的相似之处非常神奇，令人着迷。1982 年，我妻子 Jean 从宾夕法尼亚美术学院毕业时，我在毕业典礼上谈到了科学研究和艺术创作。我举了这样一个例子，人们很难知道一件创意艺术品何时完成，也很难知道科学实验何时完成。无论做科学还是搞艺术，这个过程都是持续进行的，永不停歇。

研究院的同事，向他们提出了一个非常简单的问题："您认为这是什么？"我得到的答案五花八门，其中大多数与科学家本人的研究兴趣相关。在最后几次拜访中，我访问了 Howard Goodman 博士，他后来在日内瓦担任世界卫生组织免疫学项目主任。当时，他正在研究血清脂蛋白（与脂肪结合的血清蛋白）。他思考了一会儿，断言这一定是脂蛋白。他是对的。我们验证了他的假设，很快便发现这条蛋白沉淀弧被脂肪特异性染料染色，并且具有电泳及其他特征，因此将其识别为低密度脂蛋白。

因此，随后的一段时期，研究工作紧锣密鼓地进行，一直持续到 1968 年左右。最初的抗血清是在一名患者（C. deB. 先生）的血液中发现的，该患者患有一种非常罕见且难治的贫血症，对其诊断从未令人满意，因此需要频繁接受输血。C. deB. 先生是一位匈牙利移民，他具有贵族的翩翩风度，迷人而亲切；他还是马耳他骑士团的成员，在里面非常活跃。整个项目取决于 C.deB. 先生。尽管他住在中西部，但他经常返回国立卫生研究院进行医学评估和治疗。不过，他也对我们的项目表现出浓厚的兴趣，后来成了我们科学团队的好朋友。他非常慷慨，为我们提供自己的血液，以继续进行检测。即使他不能来东部，他也会确保我们有足够的血液。尽管我们的研究没有直接帮助到 C.deB. 先生，他却很乐意为能给我们提供帮助。他告诉我，如果他掌握的某些东西对他人可能有价值，那么他就有义务向他人提供。这是一种非常积极的公民态度。

可以说，世界人口分为两类：对 C.deB. 的血液有反应的人和无反应的人。我们随后在其他受血者中发现了与低密度脂蛋白不同特异性反应的抗血清。有一群研究人员，大多数在欧洲，参与了该项目，于是遗传学开始出现。似乎有一系列紧密相连的基因决定了复杂的抗原特异性。我们发现了一种疾病的关联性：糖尿病患者中的 Ag 分布率高于对照组。我们由此推断，Ag^1 是该疾病的易感等位基因。1976 年，挪威奥斯陆大学的 Kare Berg，与佐治亚州克莱斯顿市的 Curtis Hames（他后来帮助我们在澳大利亚作抗原研究）开展合作，他的研究表明 Ag 的一种表型，Ag（x），与血清胆固醇和甘油三酸酯水平的升高有关。这意味着这个等位基因是增加心血管疾病和其他疾病风险的易感基因。

1970 年，在日内瓦举行的世界卫生组织的一次会议上，该领域的研究人员试图建立抗血清试剂的标准，以比较不同实验室的结果。但是，结果表明要做到这一点异常艰难，原因林林总总，其中之一是我们在测试不同抗血清时发现的特异性差异。另外，遗传模型以及命名也存在争议，这些问题都很难解决。

几年后,Kare Berg 开放了标准化抗血清,由此照亮了前进的道路。他对实验动物进行了免疫,以便鉴定特定的人血清脂蛋白。用动物抗血清定义另一个人类的基因座(Lp),该基因座与 Ag 基因座不相关,但与低密度脂蛋白有关。具有 Lp(a)表型的个体患心血管疾病的风险增加。1980 年代,通过遗传脂蛋白变异的研究,最终发现了人类心血管疾病易感性等位基因。其他几个实验室做了进一步研究,鉴定了脂蛋白的其他遗传变异与个体患阿尔茨海默病的风险有关。有时,研究的方向就像是一个环,刚开始的时候,我们很难想象最终会有什么样的结果。

我们研究多态性的项目进行得很顺利,发现了新的多态性,找出它们与疾病的关系。但是后来,正如你想的那样,变化突如其来,出人意料。风向变了,我们驶向新的更具挑战性的方向。

第五章　发现澳大利亚抗原

　　在美国国立卫生研究院度过 7 年多愉快的时光之后，我于 1964 年来到位于宾夕法尼亚州费城的癌症研究所（后更名为 Fox Chase 癌症中心）[1]。这里的负责人 Timothy Talbot 请我过来担任临床研究项目的副主任，我在这里一待便是 35 年。

　　为什么我要离开国立卫生研究院那样一个智者云集、资源丰富的研究机构呢？因为我想去一个规模更小（但享有良好科研声誉）的机构，从零开始，在没有政府的干预下进行全新的研究。就像以前殖民地街头的顽童喊的那样：不要爸爸，不要妈妈，不要什么山姆大叔。过了很长的时间，我才意识到：我在国立卫生研究院的主要问题在于，我想要从事的研究，与国立研究机构僵化的学科体制是不一致的。[2]

　　我的研究涉及多个学科。除实验室的操作以外，我还得利用人类学知识对我们研究的群体作深入的了解，还得进行实地调查和流行病学研究。我对于环境与宿主相互作用、并影响疾病发病风险的问题很感兴趣，但具体要研究什么疾病，我刚开始却并不清楚。此外，研究中的很多项目还需要在临床上来完成。在癌症研究所，我将会拥有宽松的环境和充足的经费，按照我自己的想法组建我的研究团队。虽然研究所主要从事癌症方面的研究，但事实上也在做一些基础性的研究。至少在当时，研究所从未过问过我们的研究会给癌症治疗带来什么直接的效益。

　　还有一个非常现实的原因，也足以说明来到癌症研究所是一个非常明智的选择。在我来到这里以前，Tim Talbot 已经从国立卫生研究院的下属机构——国立癌症研究所（National Cancer Institute）获得了临床研究的拨款，但这笔款项具体用于哪方面的研究却没做规定。所以，我们在人员配备、硬件设施、病患护理，以及其他方面的资金还是很充足的。此外，我可以自由选

---

[1]　Fox Chase 是费城的一个居民区，位于该城"大东北"的最西端。
[2]　国立卫生研究院下属的多个研究机构都是以特定疾病命名，并专业从事相关疾病的研究，如癌症、传染性疾病、关节炎、代谢性疾病、心脏病、神经系统疾病等。

择感兴趣的研究课题，而不再需要外部的审批，这让我颇感欣慰；而且，这笔拨款有七年的时限。当然，我们每年必须汇报研究进展情况，并定期发表研究成果。但在一个项目完成之前，我们不需要对该项目的意义及目的作出解释。我一直认为，这正是我们的团队能够如此高效地开展工作的原因之一。在我们尚未得出结论之前，无须向研究评审委员会汇报将会有怎样的发现。正因如此，这为我们进行归纳性研究创造了可能。

值得一提的是，我们后来还收到了一笔追加的拨款，用于资助我们实际从事的研究工作，因为我们具体的研究项目已经获得了研究评审委员会的批准，这笔资助也一直持续了许多年。到癌症研究所工作还有一个好处，就是我可以自主聘用工作人员到这里来进行与临床相关的研究。接下来，我将讲述更多我们研究过程中的经历。

如今，我离开华盛顿和马里兰，在人称"博爱之城"的费城享受清新的空气。接下来，我们又会有怎样的发现呢？我们针对输血患者的血清展开了一系列研究并取得了丰硕的成果。我们已经发现了一种"全新的"多态性（通过遗传获得共同的生化特性），从而揭示了这是低密度脂蛋白（与心脏疾病、卒中和糖尿病有着密切关系的血清蛋白）存在变异的一个重要原因。不过，我们决定先开展一项与脂蛋白多态性相平行的研究。一个科学的假设好不好，就在于它能否正确地描绘出自然界中真实情景，同时能够引导出更多的假设，从而使一些有趣的实验得以展开；而没有这样的假设，是无法设计出这样的实验的。现阶段，我们更加关注的是既定假说模型的再利用——即通过这个假说推导出来的新观点。现在，我们已经做好了准备，等待着一切可能出现的有趣的新发现。

由于血清的检测技术让我们发现了鉴别脂蛋白多态性的抗体，我们推测，如果沿着这一思路继续走下去，我们将会发现其他的沉淀抗体，从而找出其他的多态性。目前，我们所使用的 Ouchterlony 琼脂凝胶免疫扩散法既有它的优势，但也存在不足。

第一，这种方法的特异性很高。研究者可以观察比对沉淀弧的尾部是否相互融合或者越过其连接线，从而判定不同人群的抗原是否存在差异。尽管目前也有更敏感的实验方法，但简单的肉眼观察已经足以让我们作出判断了。

第二，这种实验方法的敏感度相对较低。事实上，在以高敏感度著称的免疫学实验中，Ouchterlony 琼脂凝胶免疫扩散法的敏感度算是最低的，这或许也是该方法的不足之处。但在实验的探索阶段，我们更多的是着眼于观测人群中脂蛋白多态性的分布状况，而不是鉴别所有存在多态性变异的个体。

因此,我们决定继续采用免疫扩散法,而没有采用正处于研发阶段的放射免疫测定[3]等敏感度更高的抗原检测法。

第三,免疫扩散法价格便宜,也很容易进行实地操作。它只需要几块小的玻璃片(3″×4″)[4]、制作凝胶用的琼脂粉、在凝胶上开孔的金属模具,以及一个用于观察的简单的光源箱。实验中如果没有专用的光源箱,也可以用台灯和挡光板替代。由于该实验方法所需的材料很少,所以我们的研究可以在任何地方开展;在科技欠发达国家那些实验器材匮乏的实验室也可以开展。而在我们曾经进行过研究、对于这类研究也有着极大需求的国家,他们的科学家们也可以对我们的实验结果予以证实。简便的实验手段同时也意味着:在旅馆里、在火车上,或者在血样采集当地缺水断电的条件下,我们的研究都可以进行。

贯穿整个研究项目的是我们对于基因、对疾病的遗传易感性以及多态性系统的浓厚兴趣,正是这种兴趣引导着我们发现了乙肝病毒。我们意识到,乙肝病毒感染者发展为慢性乙肝患者可能与遗传易感性有关,而病毒携带者的这种状态本身就是一个多态性系统。我们可以推测,由于不同人群之间细微的基因差异,针对感染所产生的免疫反应也明显不同。部分患者可能表现为急性免疫反应,之后很快就会康复;还有一些患者可能会成为慢性的病毒携带者,并发展成为乙肝。我们的研究以基因作为出发点,而这也提醒了我们,因为在对感染性疾病的研究中,有关基因的研究常常被人们忽略。在一个群体中,多态性或许正是通过有利因素与不利因素的相互平衡而得以维持。因此,携带病毒可能并不见得是件坏事情。这就是我们研究的视野:将病毒、环境、人类,以及其他物种都纳入其中,并将他们看成一个相互影响且处于动态平衡的复杂系统。

在寻找新的多态性过程中发现澳大利亚抗原

美国小说家 Henry James 在他的小说序言中用了一个巧妙的比喻,以此作为新故事的开篇:

---

[3] 放射免疫测定是以放射性物质为标记物,用于检测生物体体液中特定生化及免疫物质的一种敏感度极高的实验方法。

[4] 在我们进行这一系列研究的那几年,公开课程上的投影仪采用的还是 3″×4″ 见方的玻璃片。直到差不多 30 年前,由专业人员控制的大型电子弧光投影仪才被用于投影玻片,而 35mm 的玻片投影仪就更加常见了。但是,在研讨会议上,投影仪所用的幻灯片经常出问题,而装在传送带上的很多张幻灯片一掉出来就乱掉了。所以,科学家在进行演讲时,还得注意幻灯片演示的顺序可能与他准备的演讲稿并不一致。

《罗德里克·赫德森》(*Roderick Hudson*)是我的小说处女作，它是一部有着"复杂"情节的长篇小说。在写这篇序言的时候，我又回忆起了当时的那种让我为之一振的情感。正是这份情感让我鼓足勇气，驱使着我向着小说的广阔领域进发。在那之前，我总是紧紧地扎在海岸上，偶尔下到短篇故事的浅水滩里玩玩沙、试试水，却总是驾驭不了驶入小说之海的帆船。《罗德里克·赫德森》这部小说真切地教会了我如何扬帆起航。而南面那片碧蓝的海域也在我的眼前铺展开来，海岛上的芬芳随着微风徐徐飘来。那样的场面，令我至今记忆犹新。[5]

现在，我们也将扬起风帆，驶入一片湛蓝而又深不可测的海域。

科学研究的主要目的就是描绘自然现象并予以解释。因此，科学家需要对实验数据进行综合分析，提出新的概念，拟定新的实验计划。在医学研究中，科学家还需要寻找恰当的时机进行干预。公众总是希望得到专业的解释，以便能更好地理解这个世界，而这些概念与解释，正是科学所制造出的了不起的产品。

接下来，我将用比较通俗的语言，讲述在我发现脂蛋白多态性之后，是如何发现乙肝病毒的。这或许能够帮助读者在一团乱麻中理出一个头绪来。

我们继续实验，以验证输血患者会针对非遗传性血清蛋白抗原产生抗体的假设。在验证的过程中，我们收集到了大量数据，并最终发现了抗原蛋白。接下来，研究团队将利用这些数据构建一个或多个假设，从而对我们的定义做进一步完善，同时对实验中观察到的现象作出科学的解释。这些假设将用清晰的语言表述出来，并且可以通过实验或观察进行验证。另外，我们也及时地对实验进行了总结，并评估了实验数据，以此判断这些数据是否支持我们的假设。

无论这些假设是否成立，我们都能利用数据构建一个乃至多个新的假设。新的假设可能与原来的假设密切相关，但也可能完全背道而驰。然后，我们进一步确定了将进行验证的假设；其中有一些验证的过程是可以同时进行的。这种"提出假设——验证假设——形成新的假设"的过程便会持续下去。当然，这并不是一个永无休止的过程。最终，一系列经过验证的假说汇集到了一起，形成了一个"大的假设"，让我们的视野也更加地开阔，我们将这样一个大的假设称为"模型"。一旦形成模型，我们便可以用它来提出一系列更新的

---

[5] 引自 H. James, *The Art of the Novel: Critical Prefaces by Henry James*, with an introduction by Richard P. Blackmur (New York: Charles Scribner's Sons, 1934), 4.

假设。目前看来,我们所做的工作似乎就是不断地提出假设,即不断地提出问题。值得一提的是,正是有这样一个开放的过程,我们对问题的阐释才得以深化。因为在这种开放式的研究中,我们可以确定一个目标,然后更精准地去着力实现;最终,我们的很多问题都将得到答案(即被实验所验证或否定的假说)。当然,也还会有很多尚未得到验证的假设。让人惊讶的是,通常在你还没有找到所有问题的答案时,很多东西便已经可以投入运用了。当然,你知道得越多,在运用过程中出现新问题的时候,你的准备也会越充分。

1964 年是我在国立卫生研究院的最后一年。在这一年里,我们加大了低密度脂蛋白多态性研究的力度,同时也继续系统性地采集曾接受过多次输血的患者的血清样本,以期望能发现别的与低密度脂蛋白分子其他抗原位点相结合的抗体。此外,我们还希望能发现全新的,可以确定非脂蛋白的蛋白多态性系统的抗血清,并以此发现新的多态性系统。

Harvey Alter 是国立卫生研究院血库临床和科学小组的一位医师,也是在 20 世纪 50—60 年代诸多来此工作的青年才俊之一。[6] Harvey 对我们的研究内容非常感兴趣,并且以非正式身份加入了我们的实验室,参与到对输血患者的血清样本研究中。我们研究的多数样本都来自该血库。他在实验中发现一组沉淀素反应的结果与典型的脂蛋白反应带相比出现了差异(图 1):实验产生的弧形更宽也更加圆润,脂肪染色较浅(说明这次实验中的抗原比低密度脂蛋白含脂量更低)。更重要的是,这种抗原在人群中的分布与我们已经确认的脂蛋白特异性的人群分布有明显的差异。通常,脂蛋白特异性在大多数检测的人群中都很普遍(通常超过 50%)。然而,这种新发现的沉淀素却非常少见,

---

6   奇怪的是,这一对美国基础医学作出了重大贡献的事件竟然与国家的征兵法有一定联系。在美军征召普通平民入伍的行动停止之后,征召军医的行动仍然在继续。打个不恰当的比方,部队医疗体系的运作就是饱一顿饿一顿。在和平时期,部队伤亡人员很少,军医们潜在的患者是一些通常不需要医疗护理的健康人。但在战争时期,由于部队的伤亡,对军医的需求量也会大大增加。为了备战,尤其是为看似迫在眉睫的战争做好准备,军队必须招募大量的军医以备应急。当然,除了传统的应征入伍,部队还有其他的渠道来建设医疗队伍。联邦政府成立不久,国会就设立了美国公共卫生署。卫生署最初的目的,是在商船上的海员等非军方人士停靠美国港口时,为其提供医疗保障;随后,卫生署的任务越来越重。在十九世纪后期,国会委派卫生署服务于"穿制服的人"。其雇佣关系、待遇、任期、退休保障等均参照美军标准,并且员工也着美军制服。在战争期间,美国公共卫生署是一个军事化机构,其职员承担与军医相同的任务。(诺贝尔奖获得者 Arthur Kohnberg 在他的自传《我对酶的热爱——一名生物化学家的朝圣之路》(*For the Love of Enzymes: The Odyssey of a Biochemist*, Cambridge: Harvard University Press, 1989)一书中曾提及他在二战期间,作为一名军医在海岸警卫队船上任职的经历。近些年来,美国公共卫生署的职能也在不断变化。目前,它还接受来自国立卫生研究院、疾控中心、印第安人健康服务局的任务,并负责美国的许多国际医疗活动,以及联邦监狱中的囚犯待遇等其他任务。其中,有许多具有卓越研究才能的人还被分配到国立卫生研究院的各实验室工作。Harvey Alter 就是其中的一位。

在数百份采集自美国的血清样本中均未被检测到，但却出现在了来自中国台湾地区、越南、韩国、太平洋中部地区，以及部分澳洲原住民的血清样本中。

我们的实验主要检测的是澳洲人的血清样本，因此将这种新发现的蛋白命名为"澳大利亚抗原"，该名称一直沿用了多年。我的同事 Robert Kirk 博士当时在珀斯的西澳大利亚大学工作，一直致力于研究澳洲原住民的多态性问题。他将血清样本寄给我，让我们检测其中的脂蛋白多态性系统，这种做法对于生化遗传学来说也算是比较常见的。通常，一个实验室只有一种或几种确定多态性系统的方法，所以，收集到血清样本的科学家们也会将样本寄往其他专业的实验室，以期在遗传变异方面获得更多他们感兴趣的数据。

为什么会选择"澳大利亚抗原"这样一个名称呢？因为地理名称本身是中性的，用地理名称可以避免过早地给一个假设赋予某种意义。通常，当人们发现了一种新的蛋白，或是其他具有重要生物学意义的生化物质时，就会采用能够说明其假定功能的命名方式加以命名，而这种命名方式通常用在研究早期，仅发现该物质一小部分功能的时候。这一小部分功能，可能仅仅是其所有生物学功能的冰山一角，而且还有可能并不是与其生物学意义关联最大的一些功能。当一名科学家对他的一个新发现进行命名时，他或多或少都会怀有一种占有感与支配感。而当他将自己的发现在期刊或论坛上公之于众

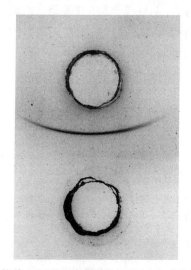

图 1　澳大利亚抗原及其抗体之间在琼脂凝胶中沉淀蛋白反应的第一张公开图片。沉淀是由于抗原与抗体相结合，在凝胶中形成一条可见带。上面的孔为携带澳大利亚抗原的白血病患者血清；下面的孔为多次接受输血的血友病患者血清，血清中含有澳大利亚抗原的抗体。(Blumberg, Alter, and Visnich, *Journal of the American Medical Association* 191 [1965]: 542.)

时，他的研究成果便不再仅仅归他个人所有，而是属于整个科学界。所以，当科学家在对自己的发现加以命名时，如果命名暗示了新物质的功能，那么问题将变得更加复杂，因为这一命名不仅表明了该物质的生物特性，而且还代表着科学家个人的名誉。在接下来进行验证的时候，这位科学家或许会偏向于他原有的解释，从而妨碍了数据的客观性。所以，在命名的问题上潜藏着科学研究中一个很大的风险，即为了个人名誉而丧失了对于实验结果的公正评价。

用于发现澳大利亚抗原的抗体来自纽约市的一名血友病患者，他曾经接受过多次输血。[7] 我们发现接受输血的血友病患者通常存在此类抗体，因此他们的血清是本次研究中所用试剂的主要来源。对这种新发现的抗原，我们并没有立即像研究脂蛋白多态性那样展开大规模的研究，但是我们也没有忽略这一发现。这样的现象在研究过程中并不少见：新的数据接踵而来，但如果要进行总结性评估，只有等到实验结果出来以后才行，这也导致研究者很难决定什么才是最好的研究方向。而当你置身于数据之中，你根本无法预料到研究最终会走向何方，也不可能知道检验其他的假设会有怎样的结果。科学家在实验的平行世界中常会有一种奇怪的感觉——这种感觉取决于他们要验证的假设。一般情况下，他们也都不知道一项没有做过的实验会带来什么样的结果。

我常常问自己，为什么我们会选择澳大利亚原住民的血清进行实验。实际上，这正是源于我们一直以来对人类遗传变异——多态性的研究热情。我们研究的长期目标，是发现多态性与疾病易感性之间的关系。那时我们已经知道，多态性等位基因的频率在不同人群或是不同国家之间都有很大差异。我们认为，在等位基因的分布一无所知的情况下，想要寻找一种新的多态性，随机筛查血清样本的方法可以增加成功的概率。在每一组试验中，我们都纳入了来自不同人群的血清样本，因此，在筛查中同时发现新型的抗血清以及澳大利亚抗原也绝非偶然。

我在此前的几篇论文中都提到这一点。后来，在纽约风湿病学会第五届 Bernadine Becker 纪念演讲中，我又一次阐述了这个问题，后来也公开发表了。[8] 如果我没记错的话，那次会议参加的人不多。我当时是这么说的：

[7] 血友病是一种由于凝血所需的蛋白质缺失或减少所引起的疾病。该疾病可导致无法控制的出血，从而导致患者需要大量输血；此外，患者还经常需要服用由许多供体血液制备的替代蛋白——抗血友病球蛋白。因此，血友病患者经常暴露于大量其他个体提供的血清中，并可能造成血源性感染，或产生针对血清蛋白的抗体。

[8] B. S. Blumberg, "Iso-antibodies in Humans against Inherited Serum Low Density Beta-lipoproteins, the Ag System," *Annals of the New York Academy of Sciences* 103 (1963): 1052–57.

在疾病、环境以及其他因素的影响之下，人群可能会产生多种多态性系统，其中有一些可能与现在的自然选择关系密切，而其他的则与过去的选择因素相关，但目前的意义已经不甚明显。

对于遗传变异的研究是一种基础的、没有明确目标导向的研究——它仅仅是为了阐述自然界的生物现象。在医学研究中，研究者们一直有一个信念，那就是：即使现在看似无用的理论知识，最终也可以带来实用价值。

在纪念 Becker 的正式讲稿中，我们第一次提到这种新发现的抗原。后来，我们才将其称为澳大利亚抗原，现在的问题是：什么是澳大利亚抗原呢？从我们第一次在 C. deB. 先生的血液里发现这种抗原至今，我们的研究仍然在原地踏步；我们也不知道，这种抗原物质会与什么蛋白相互反应。在澳大利亚抗原的研究过程中，各种问题依然扑朔迷离。

第六章　何谓澳大利亚抗原

带着澳大利亚抗原(Au)可能是一种遗传蛋白质的想法,我们开始了新一轮的研究,很快发现这种蛋白质还有着其他有趣的特性。在研究过程中,我们经历了在科学研究领域常常出现的"尤里卡时刻"。但在我们的研究项目里,这样的时刻并非仅仅表现为研究突然获得了突破性的进展,而是体现为一系列环环相扣,逐渐展开的事件。

我们最初以输血患者的血浆作为抗体来源,采用免疫扩散法进行检测,并发现了 Ag 系统。接下来,我们又发现了澳大利亚抗原,而这正是我们团队一直所致力于研究的内容。在这一章里面,我将对此予以详细的阐述。除此以外,我们也在输血病人的血浆里发现了其他的抗体,不过对它们的跟踪调查只持续了相对较短的一段时间。例如,我们所发表的至少一篇论文里提及了"宾夕法尼亚抗原"。关于其他抗原的研究至今尚无定论,我们没有过于深究。在这次研究中,我们发现了针对 Hu、Fx、Tx 等其他抗原的抗血清,其中部分抗血清似乎针对的是假单胞菌的抗原,但这个研究课题同样也被搁置了。

在 Ag 抗原系统和澳大利亚抗原系统之外,那些我们没有研究的抗原系统就真的是一些死胡同吗?为什么我们最终决定继续研究澳大利亚抗原而不是其他抗原呢?如果我们不去尝试一下,我们又怎么知道研究其他抗原系统会将我们带入一条死胡同呢?假如当时我们将这些研究继续下去,或许会获得新的发现,而这些发现可能会和研究澳大利亚抗原所得到的研究成果一样有用,一样有趣呢。通常,研究者的选择会基于他自己的判断;但也有的时候,一个研究方向的选定就是出于直觉,出于一种只可意会不可言传的感觉。我们之所以选择继续研究澳大利亚抗原而非其他的抗血清,多半是因为它要发现得更早一些。当时,我们收集到了大量看起来有研究价值的数据,也具备实验所需的试剂,而且还可以重复进行试验。此外,我们选择研究澳大利亚抗原还有一种可能,就是我们的选择是出于运气——说实话,我更倾向于这种解释。但就像诗人 Robert Frost 所写的那样,我总是对那条我未曾选择的路充满向往。

为了继续进行澳大利亚抗原的研究,我们需要搜集更多的实验数据,提出更多假设来阐释我们所研究的问题。1964 年,我们启动了关于疾病与澳大利亚抗原地域性分布的系统性研究。由于所要研究的抗原在冰冻血浆中可以保持稳定,我们就一边研究可遗传的生化变异,一边冷冻保存我们搜集到的血浆,并在相对短的时间内研究了来自世界不同地区的人群样本(表 1)。澳大利亚抗原在美国人中普遍少见,但在亚洲、太平洋地区、非洲、东欧以及南欧很常见。这些第一手研究资料揭示了澳大利亚抗原在哪些人群中出现频率高。在后来的研究中我们才明白,澳大利亚抗原出现的高频率意味着高的乙肝病毒携带率。这些数据直指那些公共卫生问题严峻的国家和地区,而这些地区也是我在接下来的几十年内将要涉足的地方。

最初的研究同样也表明,澳大利亚抗原具有家族群聚性。我们很早就对一些家族进行了研究,这一点也并不奇怪,因为先前研究生物多态性的实验

表1 根据最初的研究,澳大利亚抗原在不同人群中的分布情况

受检人群	样本数量	澳大利亚抗原阳性数量	百分比 /%
澳大利亚原住民	208	12	6
华裔美国人	65	0	0
阿拉斯加因纽特人	24	0	0
希腊本土居民	179	8	4
加拿大印第安人	78	0	0
墨西哥印第安人	100	1	1
以色列人	96	2	2
日裔美国人	48	0	0
韩国人	1	1	
朗格拉普密克罗尼西亚人	193	7	4
非裔美国人	241	0	0
白种人新生儿	18	0	0
波拉波拉岛的波利尼西亚人	24	1	4
以色列撒玛利亚人	125	2	2
中国台湾人	23	3	13
特里斯坦达库尼亚岛民	42	0	0
越南人	24	1	4
美国白人	215	0	0
总计	1 704	38	

Blumberg, Alter, and Visnich, *Journal of the American Medical Association* 191 (1965): 543.

就要求我们将目光聚焦到家族上,从而判断某些生物性状是否可以遗传。或许是机缘巧合,我们进行的第一例家族研究就是在一个小型的、原生态的群体中开展的。也正是由于这种巧合,研究中许多看似毫无关联的环节被我们放在了一起,形成了合作研究的模式。

以色列的血清遗传学家兼人类学家 Batsheva Bonne 博士当时正好访问了我们的实验室。她在详细研究一小群以色列本地撒玛利亚人的生化多态性的同时,也参与到了寻找低密度脂蛋白多态性的等位基因在人群中出现频率的项目。[1] Batsheva 检测了 125 份血清以寻找澳大利亚抗原,其中 2 份血清样本为阳性,而这两份血清采集自一对近亲结婚的夫妻所生育的同胞姐妹。[2] 由于人口数量少,并且为了保留其文化氛围的纯正,近亲结婚在撒马利亚人中很常见。

20 世纪 60 年代,我们都一直在进行家族性的研究。这类研究(从 1965 年开始)主要是针对菲律宾中部米沙鄢群岛中宿务岛居民的实地研究,宿务岛距离马尼拉以南数百英里。为什么我们会选择宿务岛呢? 一言难尽。简单说来,这是由于美国麻风病基金会属下的 Leonard Wood[3] 纪念医院在那里设有一所治疗麻风病[4] 的研究实验室,它还兼有医院和门诊的功能。当时,Michel Lechat 博士[5] 正在那里开展与麻风病的不同临床类型有关的多态性特征的研究。在此过程中,我们的团队也给予了协助,因此,我们被允许在当地人群中筛查澳大利亚抗原。我们发现,当地人群中澳大利亚抗原的出现频率很高。并且,由于麻风病基因项目的缘故,我们也可以对被纳入此项目的家庭成员

---

[1] 撒玛利亚人是当时居住在以色列和约旦的一个种族群落。他们声称是古代撒玛利亚犹太人留在圣地的后裔。公元前 772 年,大部分犹太人被以色列的亚述征服者流放到了巴比伦。他们的圣经只有摩西五经,而不包括正典的其余内容。

[2] B. S. Blumberg, H. J. Alter, and S. Visnich, "A 'New' Antigen in Leukemia Sera," *Journal of the American Medical Association* 191 (1965): 541–46.

[3] Leonard Wood 有着一段令人称道的行医及军旅生涯。1886 年在 Apache 战役中,作为随军助理医师,他获得了荣誉勋章。在美西战争中,他又担任了第一志愿军骑兵队 ("Rough Riders") 的指挥官,此职务后来由 Theodore Roosevelt 接任。随后,他又于 1904 年在菲律宾参与了一系列残酷的战役。在菲律宾时,他认识了 Taft 总统,总统后来任命他为军队指挥官。他于 1921 年受任为菲律宾总督。在他的任期内,他对当地麻风病患者的境遇产生了同情。在他的支持与鼓励下,当地建了一所用于研究与治疗麻风病的机构。Leonard Wood 于 1927 年去世,为了纪念他的功绩,人们修建了 Leonard Wood 纪念医院。

[4] 麻风病也称为"汉森氏病",最早由挪威医生汉森对其进行科学的描述。称为"汉森氏病"有助于消除人们对麻风病的偏见。

[5] Lechat 博士曾在刚果的一家大型麻风病医院担任医务人员。刚果当时还是比利时的殖民地。英国小说家 Graham Greene 在构思小说 *A Burnt-Out Case* (《一个自行发完病毒的病例》) (1960; New York: Penguin USA, 1992 年) 期间曾到访 Lechat 所在的位于 Iyonda 的医院。他以此书献给了 Lechat,并将他塑造为小说中英勇的医生的原型人物。

采集生物学样本。此外,我们还在太平洋及南美地区的其他家族中进行了采样。用专业的话来讲,我们要检验的假设是:Au^1 基因的纯合子个体[6](基因型 Au^1/Au^1)的血液中可测得澳大利亚抗原,故将他们的表型记为 Au(1);而另一等位基因 Au 的纯合子个体,其基因的产物尚不明确(Au/Au)或(Au^1/Au),故将他们的表型记为 Au(0)。我们之前在家族研究中所收集到的数据与这一模型相符。

不过,我们还是得考虑到这种抗原的基因形态分布有感染的因素。在我们第一次谈及澳大利亚抗原的论文中,我们也提到澳大利亚抗原可能是白血病患者,以及该抗原呈阳性的其他患者血液里的病毒。事实上,我们所提出的两种假设都是正确的。后来,当我们意识到澳大利亚抗原实际上是乙肝病毒的一部分之后,我们将此前提出的模型修改为:乙肝病毒的携带者存在遗传易感性。遗传了某些基因的个体相对而言更容易出现慢性感染;而遗传了其等位基因的某些个体则对慢性感染存在抵抗力。如果个体未被乙肝病毒所感染,那么这种遗传性就不会表现出来。按照假说,在乙肝病毒广泛流行的地区,大部分遗传了易感基因(Au^1)的人一旦被感染,就会变为病毒携带者,这也符合孟德尔遗传定律。但是,不是每个携带易感基因的个体都会暴露,因此基因没有 100% 的"外显率"。[7]因此,孟德尔遗传定律并不完全适用于这种情况。

后来,其他研究者的研究对我们最初所做出的结论提出了质疑。因为在他们所研究的家庭中,出现了一些不遵循孟德尔遗传分离定律的情况。但多年之后,我的友人及同事 Edward Lustbader 进行了更为复杂的分析,其结果还是支持我们所提出的遗传学模型。[8]我们认为,无论如何,再继续经典的孟德尔家族遗传分离实验已经没有太大的意义。这样的实验似乎已经不能让同事们提起兴趣,做下去也不会取得更多的成就。我们认识到,我们还需要等待,直到我们对乙肝病毒的基因和分子生物学机制有了更多的了解,我们才能继续我们的研究。这一等就是好几年。

---

[6] "纯合子"指从父亲和母亲那里遗传了相同的等位基因。而在杂合子中,从父亲和母亲那里遗传的基因不同。

[7] 如果基因存在时,基因产物总是存在,那么该基因被称为"100% 外显"。如果外显率小于 100%,该基因的影响将可能无法检测到。

[8] Ed Lustbader 多年来一直担任我们研究小组的统计学家,我们大多数实验的设计和解释都深受他的影响。不幸的是,他于 1996 年死于癌症,享年 49 岁,而这恰恰是他的职业生涯致力于研究的领域。现在,他的遗传学分析尚未发表。

如何提出假设：澳大利亚抗原是乙肝病毒的组分

澳大利亚抗原是乙肝病毒组分这一假说的提出源自一系列"背景"信息。在研究项目中，关键的想法不会像阿芙罗狄忒女神（希腊语：Ἀφροδίτη、英语：Aphrodite 希腊神话中爱与美的女神——译者注）一样，以贝壳覆体，突然间从海里钻出来。[9] 通常，长期的观察和想法共同构成了知识的基石。在这过程中，有时会有一条或几条至关重要的线索进入研究者的视野，就像种子被投入肥沃的土壤里，然后生根发芽，长出繁茂的枝叶。达尔文的进化论也并非是他灵光乍现的结果。在"贝格尔"号上，他阅读了他的导师 Lyell 的著作，其中地质进化论的观点对他产生了深远的影响。从英国出发时，他就带着导师的第一卷著作；而在游历了南美洲南部陡峭的悬崖之后，他又阅读了导师的第二卷。这些经历与阅读共同铸就了他进化论的思维方式。另一个造就他进化论思想的因素来自他的祖父 Erasmus Darwin 所作的韵文，其中进化论的观点也隐约可见。而达尔文在出版《物种起源》之前，就曾对珊瑚礁形成的各个阶段进行过比较——从裙礁到环礁再到堡礁，这些研究也为他最终提出自然进化的法则奠定了基础。

科学家们或许会觉得，伟大的想法常常产生于电光火石之间。比如达尔文进化论的共同作者 Alfred Russel Wallace（1823—1913）就是一个广为流传的例子。据他声称，他是在 1858 年于位于摩鹿加群岛（今印度尼西亚）的德那第岛采集蝴蝶标本时染上了疟疾，然后才突然想到了进化论：

> 当时我正忍受着疟疾间歇发热的煎熬。每天发作的时候，我不得不躺下休息几个小时。在这段时间里，我无事可做，只好想想我特别感兴趣的问题……生物为何有的会死亡，而有的则存活了下来？后来，这个问题的答案变得显而易见了，即适者生存：身体健康可以抵御疾病，强健灵活可以抵御敌人，狩猎或消化能力强可以抵御饥荒。总而言之，适者生存……我盼望着能早日康复，然后可以就这个问题做一些记录，并以此形成相关的论文。[10]

苯环结构的发现者，Friedrich August Kekule von Stradonitz（1829—1896）曾提及，他在梦中梦到一条咬自己尾巴的蛇，从而得到了灵感：

---

[9] 这一比喻往深处想可能并不恰当。熟悉希腊神话的读者应该知道，阿芙罗狄蒂／维纳斯实际上正是诞生于乱伦的父亲割断生殖器而产生的泡沫之中。

[10] A. R. Wallace, *My Life*（London：Chapman & Hall, 1905）.

> 我梦里的那双眼睛已经逐渐适应了这种反复不断的景象，现在，我已经能够看清那个有着多重构象的结构了：它是一条长链，时而紧密相贴，像蛇一般地扭动着。可是，看啊！那是怎么回事？就在我的眼前，一条蛇咬住了它自己的尾巴，带着几分嘲弄在我眼前旋转着……仿佛一道闪电劈过，我醒了过来。于是，我整夜都在思考这样一个问题。[11]

但是，即使是有灵光乍现的时刻，但科学发现的背后，必定有着复杂的背景知识。

在我们的研究过程中，一系列的发现和实验或许不像我所引用的那几个经典的科学发现那样充满戏剧性，但这些发现和实验也或多或少地为我们提供了一个背景，使得我们得以形成澳大利亚抗原是乙肝病毒组分的假说。我们的发现历程是这样的：首先，我们进行了一系列的观察——有的很偶然，有的则是在检验假设的过程中产生的，这些观察逐渐地让我们想到，我们正在研究一种可以引起肝炎的病毒。而这样的想法反过来又促使我们提出澳大利亚抗原在肝炎患者体内出现的频率比对照组更高的假说，这一假说后来在临床研究中得到检验和证实。最后，我们检验并且证实了澳大利亚抗原是一种肝炎病毒或者存在于肝炎病毒之中。

在接下来的十余年里，许多科学家都致力于这方面的研究。我们团队所有的人在 Fox Chase 癌症中心团结一心、共同协作。为了这个项目，我们大部分时间都待在一起。在本书的附录 1 中，我将会讲到我的同事们的一些故事。

现在，让我来详细地讲述一下我们的发现之旅。

从我们对在美国随机选取的患者进行研究（1964—1965 年）的结果来看，大多数血清中含有澳大利亚抗原的患者都曾经输过血。或许正是由此受到启发，我们开始考虑澳大利亚抗原可能是一种经血液传播的传染性物质。我在 1965 年 11 月的《笔记概要》（General Notes）中，对我们的讨论以及考虑都有记录。接下来的另一次随机试验，让我们又将注意力转向了肝炎。针对一般人群，我们会对出现异常数据的社区人群进行血清检测。Curtis Hames 是乔治亚州南部埃文斯县克拉克斯顿乡村社区的一名全科医师。他根据自己医疗服务所覆盖的范围，在不考虑社区居民经济能力情况下，开展了一项长期的、基于群体的心血管疾病研究。这里的"基于群体"，是指 Curtis Hames 医生不仅仅研究患者，同时还研究具有患病风险的未就医者。通过现

---

[11] O.T. Benfey, *Journal of Chemical Education* 35（1958）: 22.

代化的实验室和临床方法，以及科研伙伴的大力支持，他构建起了一套完善的研究体系，研究医疗、社会、饮食，以及其他因素对心血管发病风险的影响。他允许其他研究者在不干扰和影响他的研究对象的前提下，共享他的研究资源。我们团队曾经协助他寻找多态性在家族谱系中的分布，这在前面的章节里面有所述及。他允许我们利用他从社区明显健康的个体中采集到的血液样本，来研究一般人群中澳大利亚抗原的分布情况。

我们于 1966 年检测了数百份来自埃文斯县的血清样本，仅发现一例澳大利亚抗原阳性。自然，我们对于这一例患者体内为何存在澳大利亚抗原充满了好奇。我给 Curtis 打电话，把这一发现告诉了他。他回答说，如果他查到了关于那名患者的任何重要信息，他会及时地告诉我。没过多久，我就收到了他的消息：那名查出有澳大利亚抗原的患者实际上并不健康，而是一名已经被诊断患有肝炎的患者！这让我们的猜测得到进一步的证实。不过，我们收集的各种数据非常多，这样的个案也不足以说明问题。

后来，我们在"正常"人群中又进行了一次随机观察，这次观察再一次提升了我们对肝炎的关注度。在观察中，我们获准对采集自某大型公司、用于健康体检的血液样本进行检测。研究是匿名进行的，即在检测血样时撕掉试管标签上面的姓名，只留下编号信息。在检测了超过 1 000 份样本后，我们仅发现一例阳性结果。后来我们才知道，那一例检测结果呈阳性的个体在采集血样前不久曾接受过输血。于是，我们又一次怀疑，检测的样本中可能含有某种感染性物质，这种物质是通过血液传播的。

我们从最初的一系列实验结果中得出一些假设。在验证假设的过程中，我们又发现了其他的一些线索。当时，我们提出这些假设的目的，是要获得关于澳大利亚抗原的性质与分布的直接信息，例如：澳大利亚抗原是否会在血液中长期存在？换句话说，如果某一次在血液中检出澳大利亚抗原，那么以后是否仍然可以检测到呢？科学家们在研究某种生物性状是否可遗传的时候，通常会检测其是否会在生物体内长期存在，这一点很有必要。尽管存在特例，但通常而言，某一基因的生化产物在其首次出现之后会长期存在。为了验证澳大利亚抗原会长期存在于人体内这一假说，我们从澳大利亚抗原阳性和阴性的个体中分别采集了血液样本，并依据这一假说对意大利的血友病患者（一种血红蛋白合成障碍性疾病）、费城的肾透析患者，以及其他一些患者的血清进行了不下十二次的分析。总的来说，我们找到了澳大利亚抗原在人体内长期存在的依据，但在实验过程中也出现了一些例外，非常有趣。在此我将分享其中两个重要的案例。

1967 年 11 月,我们评估了从太平洋马绍尔群岛朗格拉普环礁居民中采集的血清研究结果。美国曾于 1954 年 5 月 1 日,在托管的比基尼环礁上进行了代号为 Bravo 的核试验,致使朗格拉普环礁的居民遭受了核辐射。从那以后,这些居民每年都会接受健康随访。社会上有很多关于这些受害者们的研究报告,但大多数文章论述的是这次核试验对人类、社会以及政治所产生的影响[12]。作为健康调查项目的一部分,我们对数年间采集自同一个体的样本进行了检测,而其中的一名受检者的结果引起了我们的兴趣。1964 年,采自该居民的血清样本中并未检出澳大利亚抗原沉淀素;但在 1965 年,他因溃疡出血而接受了一次输血,之后血清里就出现了澳大利亚抗原的抗体。而一年之后,抗体又从他的血清中消失了,取而代之的是澳大利亚抗原。由于抗体通常在受感染的患者体内被发现,故这次的调查结果增加了澳大利亚抗原经血液传播这一假设的可能性。尽管这个结果引起了我们的兴趣,但也过了好长一段时间,我们才将这一结果运用到传染模型中去。

而对我们的研究方向影响最大的一次实验,就发生在我们的眼皮底下。这次又是检验物质是否会在研究对象体内长期存在,只不过这次的研究对象是唐氏综合征患者。[13] 那么,这次研究是怎么开展起来的呢? 为了更好地解释这个问题,我先回顾一下从澳大利亚抗原在不同人群、不同状况下的分布中推导出的假设。首先,我们发现澳大利亚抗原在美国本土人群中很罕见,但在某些患者群体中却很常见。而最显著的一点就是澳大利亚抗原广泛存在于白血病患者体内。这使我们提出了几个简单而有趣的假设: 第一,澳大利亚抗原是白血病的病因,并且它与当时被认为会引起某一种或是几种人类白血病的病毒有关;[14] 第二,澳大利亚抗原是白血病在血液中的产物之一;第三,白血病与澳大利亚抗原存在共同病因,比如患者具有某种基因特质,这导致他(她)在患上白血病的同时,血液中也产生了澳大利亚抗原。鉴于此,我们着手对这 3 个假设进行检验。要想证明第三个假设的正确性,最快捷、简单的方

---

[12] Brookhaven 国家实验室会定期发布医学调查的结果,可参考 R. A. Conard, L. M. Meyer, W. W. Sutow, B. S. Blumberg, A. Lowery, S. H. Cohn, W. H. Lewis, Jr., J. W. Hollingsworth, and H. W. Lyon, *Medical Survey of Rongelap People Five and Six Years after Exposure to Fallout* (Brookhaven 国家实验室, 1960)。

[13] 唐氏综合征是一种常见的智力障碍性疾病,它常常与 21 号染色体的 3 个异常复制有关。唐氏综合征在新生儿中的发病率为 1/700,对 40 岁以上孕妇的风险要高得多,达到了 1/40。因此,大龄孕妇通常要接受筛查,以确定其胎儿是否患有唐氏综合征。患有该疾病的儿童智商低下,智商在 50 左右,但他们往往性格温和,富有爱心。此外,唐氏综合征患儿还易患心脏病和白血病。

[14] 这种观点的产生,在很大程度上是由于在诸如猫、鼠之类的动物身上发现了可以导致动物白血病的特异性病毒。

式就是检测最终必然结果，换句话说，我们需要检验的是，在患白血病的高风险人群中，澳大利亚抗原的阳性率是否同样较高。

我们团队找到了几个患白血病的高危人群，其中就包括 1945 年美国在广岛和长崎投下原子弹之后，弹着点半径 1 公里以内幸存下来的居民。我们获取了他们的详细信息，这或许有些出乎意料。第二次世界大战结束后不久，就有一组科学家来到当地，参与了对核战争首批受害者的研究。当时，研究机构的名称是原子弹灾害调查委员会，最初属军方管辖，之后又划归了原子能委员会；再后来，当核武器被归为一种"能源"的时候，该机构又归入了新建的能源部。1975 年，委员会被日本辐射效应研究基金会所取代，但该委员会仍然与美国科学界存在合作关系。[15] 委员会在当地组织了一次详细的人口普查，并估算出当地居民可能遭受的人均核辐射量。之后，该协会又开展了一项长达半个世纪的医疗随访项目。我曾经于 1967 年去往日本及菲律宾进行现场调查，顺道拜访了原子弹灾害调查委员会设在广岛的总部，并咨询了那里的科学家是否可以检测那些经历过核弹爆炸的居民的血清。那时候，他们尚不具备进行该项研究的能力；几年之后，他们宣布了澳大利亚抗原在当地人群中出现的频率与辐射剂量相关的实验结论，这个结论与我们的预期不谋而合。

而接受过 X 射线治疗的强直性脊柱炎 [16] 患者则是另一个白血病的高危人群。尽管我们最终还是采集到了这类患者的血清样本，但发现澳大利亚抗原的频率在该人群中并没有升高。在这一案例中，我们的假设与最后的结果不符。第三个白血病高风险人群则是唐氏综合征患者。与健康儿童或者未患有唐氏综合征的智力缺陷患者相比，他们患白血病的风险相对更高。在我们调查的几个群体中，接触唐氏综合征患者这一群体的经历最为复杂和曲折。首先，让我们来看看这群患者背后的故事。

我们现在的做法，一般是家里留人照顾智力缺陷患儿，或者是将他们送到小型的护理机构去。但在 20 世纪 60 年代，情况并非如此。智力缺陷及精

15　该机构更多信息，请参见：www.eml.doe.gov/hsrd/hsr95 /nas.htm

16　强直性脊柱炎是一种少见的关节炎性疾病，它可以影响到骶髂关节和脊柱的椎间盘结构，并最终导致脊柱弯曲。疾病后期，脊柱弯曲程度极为显著。在某些病例中，由于颈椎强直（融合），患者甚至难以转动头部。一些研究表明，如果患者在治疗过程中采用了放射疗法，那么他们患白血病的风险将会明显升高。我对这种疾病还是比较了解的。1956 年，当我还是 Columbia–Presbyterian 医疗中心医学部的一名员工时，我曾经写过一篇关于这种疾病的综述。(B. S. Blumberg and C. Ragan, "The Natural History of Rheumatoid Spondylitis," *Medicine* 35[1956]: 1–31.) 17 世纪时，爱尔兰医生兼科学家 Bernard Connor 首次描述了这种疾病。为此，我和我的妻子写了一本关于他的历史专著。此外，出于对他的敬仰，我的第一个儿子就取名为 Connor。

神病患者通常会被送到由各州的健康部门管理的大型护理机构中。20 世纪
40 年代末,我还在医学院读书的时候,我们的老师就教导我们,要让智力缺陷
儿童的家长们尽早地将患儿交给社区机构来照料,以免对他们投入过多的感
情。相比之下,现在的医疗观念和那时候的差别竟是如此之大！20 世纪 60
年代的医生对精神障碍可以说是知之甚少——从事这方面研究的主要是社会
工作者和特殊教育机构,但从业人数确实不多。人们对医生们的期望,是治
疗那些更可能被治愈的疾病。

收容智力缺陷患者的州立机构早已人满为患,并且,这些机构通常坐落
于偏远的乡村,这似乎表明,由于这些残疾人士对人道主义构成了挑战,他们
已经沦为社会的弃儿。后来,当我前往麻风病患者收容所进行现场调研时,
我不禁注意到,公众对这些不幸的人们的漠视竟然如此相似。从古至今,麻
风病患者,即汉森氏病患者们一直处于隔离监管下,过着离群索居的生活。
现在,社会又借鉴了同样的方法来对待智力缺陷人士。此外,由于这类收容
机构规模庞大,编制臃肿,需要消耗大量的人力、物力才能维持运作,所以常
常面临资源不足的困境。近来常有这些机构虐待患者,照顾不周等丑闻曝光。
尽管如此,当我们前往新泽西州与宾夕法尼亚州智力缺陷人士收容院做研究
时,当地的机构却以他们周到的服务、人性化的关怀、良好的管理,以及敬业
的态度给我们留下了深刻的印象。

在征得当地收容院院长的同意之后,我们参加了残障患者家长互助会所
举办的会议,借此将我们的计划告知他们,并期望得到他们的支持。按照计
划,我们将会从患者身上采集血液样本。在一定程度上,这项工作也和直接
促进当地居民健康的公共卫生或临床医学项目相互关联。当时,由于我们还
停留在假设检验的阶段,我们并不知道在寻找什么,但对这个假设的检验最
终引导我们发现了肝炎病毒。我向家长们解释,这项研究不会立刻使他们的
子女受益,但如果这项研究的临床价值最终得到了证实的话,那么作为实验
的参与者,这批儿童将会最先受益。令人欣慰的是,几年以后,随着乙肝疫苗
的发明与改进,唐氏综合征患者确实成为疫苗项目的第一批受益者。[17]

我们对收容机构的患者和我们医院费城分院的患者进行了观察研究。这
次研究原本是想证实澳大利亚抗原在唐氏综合征患儿中出现的频率比在患有

---

[17]　W. Muraskin 曾就唐氏综合征与肝炎的问题进行过有趣的讨论。文见:"Individual Rights versus
the Public Health: The Controversy over the Integration of Retarded Hepatitis B Children
into the New York City Public School System," *Journal of the History of Medicine and Allied
Sciences* 45 (1990): 64-98.

其他疾病的智力缺陷患者中更高，从而验证这一假说的正确性。要知道，唐氏综合征患者已经被认定为罹患白血病的高风险人群。而研究的结果也令我们兴奋不已：直到今天，我都还能回忆起当年在实验室里关注着实验进展，看着结果缓缓地呈现在我们面前的点点滴滴。我们将待测血清滴在免疫扩散平板四周的孔内，而将来自输血患者的血清滴在中间的孔内。如果待测血清显示为"阳性"，即含有澳大利亚抗原的话，那么，平板中央的孔与四周的孔之间，将会沉淀出一道漂亮的弧形。这些实验都是在早上进行，第二天就可以得出结果。在观察实验结果时，我们看到，平板上出现了多条沉淀线。我们对实验结果进行了解读，并将其罗列在一张表上。正如我们所料，唐氏综合征患者群体中澳大利亚抗原的阳性率远远高于对照组。

在检验假说的过程中，有一些非常神奇的事情。基于此前的观察和理论知识，我们对实验结果进行了预测。说实话，这就像是预言家一样，预知未来。这种洞察局势，掌控全局的感觉让我们很是兴奋。然而，对于一个经验丰富的科学家而言，他会清楚地认识到，基于同一个假设做出的预测往往是不准确的。尽管如此，我仍然珍惜现在的发现，并充分享受这种发现所带来的喜悦。而与他人分享这种喜悦，自然也是别有一番风味。军人出身的研究员 Lewis 和 Clark 给我们的研究团队取了绰号叫"探索部队"，以纪念他们的太平洋之旅。在我们一步步得出调查结果的过程中，能与同事们一起分享发现的喜悦，我由衷地感到高兴。

在反复检验假说在不同情况下是否均成立的同时，我们打算在其他的智力缺陷患者收容机构继续开展关于智力缺陷患者的调查研究。于是，我们又在宾夕法尼亚和华盛顿州的大型收容机构开展了调查，试图证明澳大利亚抗原在唐氏综合征患者群体中十分常见，而两次调查的结果均与我们的假设相符。在我们进行调研的时候，智力缺陷患者正逐步从大型收容机构中分流进入规模更小、人数更少的社区收容所里。我们对其中一些小的群体进行了研究，发现与之前大型机构中的患者相比，小群体患者中澳大利亚抗原的出现频率明显降低，甚至为零。这一发现与我们的假设是背道而驰的。我们本来对在大型机构中所做的研究感到很满意，这主要是因为它们的结论相互支持，并且研究的样本量也足够大。但在小型机构中所做的调查结果却让我们有了一个全新的假设。也就是说，有某种与人群规模呈负相关的新因素可以降低这些小规模群体中澳大利亚抗原出现的频率。我们很快意识到，澳大利亚抗原的流行是一个传播的过程。大型护理机构更有可能造成感染性疾病的流行，而在那些卫生条件差的地区，疾病传播的可能性更高。通过实验结果，我们进一步确信，我们研究的是一种具有传染性的病原介质。而我们一直在研究的唐氏综合征患者，则是另一个可以用于验证抗原在人体内是否会长期存在这一假说的群体。这些研究对我们的发现至关重要。

澳大利亚抗原与肝炎病毒

James Bair[18] 是来自新泽西州智力缺陷患者护理机构的一名患者，他之前所做的澳大利亚抗原检测实验结果均为阴性。但出乎我们的预料，后来他的检测结果转为了阳性。于是，我们邀请 James 来到我们的实验室，对他进行更全面的研究。鉴于大部分血清蛋白是由肝脏合成的，并且考虑到我们提出的众多假设之一就是认为澳大利亚抗原是疾病的产物，于是，我们对"肝功能"进行了一系列的实验，以此检测肝脏是否产生了病理变化。而事实上，肝脏确实出现了病变。我们团队中负责 James 医疗保健的资深医师 Alton Sutnick 于 1966 年 6 月 28 日在患者的病程记录中写道：

> 谷草转氨酶上升！凝血酶原时间缩短！我们可能找到了患者澳
> 大利亚抗原转阳的原因。[19]

临床化验的结果支持轻度肝炎的诊断。据此我们推测，James 可能在澳大利亚抗原由阴性转阳的这段时间内发展成为肝炎。这件事有另一个"暗示"，准确地说是一个明显的提示：澳大利亚抗原与肝炎存在关联。

这一现象促使我们去验证澳大利亚抗原与肝炎有关的假设。我们开始更多地从肝炎患者那里采集血清样本。到 1967 年年中，我们已经收集并检测了足够多的血清样本，确定了澳大利亚抗原出现的频率在急性肝炎患者群体中有明显的上升。（我们之后也发现，澳大利亚抗原与慢性肝炎有着很强的关联性。）我们写了一篇论文阐述了我们的发现，并投稿至《内科学年鉴》

---

[18] 参与临床试验的患者个人信息通常都是保密的。在需要用到此类信息时，研究者们一般采用首字母缩写或是编号来代替。但由于 James 和他的父母对我们的研究很感兴趣，所以他的父母不仅允许我们在文章中使用 James 的真实信息，而且还强烈要求我们这样做。在 James 出生的那个年代，按照当时的法律，他应该由政府的托管机构代为抚养。尽管他的父母已经从新泽西搬到了中西部地区，但他们仍然与 James 保持着密切的联系。在 James 住院期间及出院后，我们也都和他们保持着长期的联系。在许多年以后，我们还会碰到 James 的父母来看望他。James 的父母告诉我，他们为儿子在乙肝病毒的发现史上能扮演如此重要的角色，给众多的患者带来福音而感到骄傲。多年以来，这也算是对他们生下一个智力缺陷患儿的一种补偿。

[19] SGOT（血清谷草转氨酶）是存在于肝细胞中的一种酶。当肝细胞由于疾病而受损时，这种酶就会被释放出来进入血液，因此可在血液中被检测到。凝血酶原是一种由肝细胞合成并参与凝血过程的蛋白质，当肝细胞功能紊乱时，凝血酶原的水平就会降低。在文中所提到的 Sutnick 的记录中，括号内的话是作者添加的，但感叹号引自原话。

(*Annals of Internal Medicine*)。令我们失望的是，论文没有被采纳。编辑告知：这篇论文还不适合发表，因为审稿人认为还没有确切的证据来支持我们的假设。

这次拒稿让我们沮丧，它表明科学界尚未认可我们的发现，这在医学研究中并不少见。如果我们把这种拒绝过于当真的话，就会导致我们的内心产生一种离经叛道的感觉，也不利于提出新的观点。《内科学年鉴》的编辑 Ed Huth 后来告诉我们，退掉我们的论文确实是一个重大的错误。随着我们的发现得到了广泛的证实，提出退稿建议的 Gerald Klatskin 博士也承认，他起初认为我们的论文也只是众多声称发现肝炎病毒的论文之一，而凭借他的经验，这样一些发现都会经过其他研究者的检验而遭到驳斥。出于谨慎，他不想冒险承认一个虚无缥缈的病毒的存在。因此，他给出了退稿的建议。

我们的确郁闷了一段时间，但这种状态并没有持续太久，这次论文遭拒也没有减缓我们实验的进度。差不多就在这篇主要论文被退稿的同时，我们之前的另一篇论文却被《内科学年鉴》采纳了。那篇论文讨论了我们早期观察到的澳大利亚抗原与肝炎之间的关联，在 1967 年被刊登出来[20]。在我们更早的几篇论文中，我们已经声称澳大利亚抗原可能与一种病毒有关。但这篇刊登在 1967 年的论文则是以确定的口吻宣称澳大利亚抗原与一种肝炎病毒存在联系。我们将精灵从瓶子里放了出来，对日后产生了巨大的影响。

接下来最重要的一步，是将抗血清和抗体的样本寄给索要样本的其他研究者。通过这种方式，科学家们即使在非常简陋的实验室里也可以重复和扩展我们的实验。几个月以内，来自其他研究者的信息（通常来自美国以外的乙肝流行地区）证实了我们的发现，这其中就包括当时就职于东京大学的 Kazuo Okochi 教授。此外，来自意大利锡耶纳的 Alberto Vierruci 也发文证实了我们的结论；来自纽约血库的 Alfred Prince[21] 对美国的患者进行了研究，强调我们所发现的病毒和学界此前提到的输血后感染病毒类似。最终，这个与澳大利亚抗原相关的病毒被命名为乙型肝炎病毒。事实上，在我们发现这一病毒之前，乙型肝炎病毒这一名称就已经存在了，但那时还只是一种假设。之所以称之为乙型肝炎病毒，是为了将这种通过血液传播的病毒与通过粪口途径传播的甲型肝炎病毒区分开来。

---

[20] B. S. Blumberg, B.J.S. Gerstley, D. A. Hungerford, W. T. London, and A. I. Sutnick, "A Serum Antigen (Australia Antigen) in Down's Syndrome Leukemia and Hepatitis," *Annals of Internal Medicine* 66 (1967): 924–31.

[21] 我们最初认为 Prince 报告的病毒与我们发现的不同，但后来才发现我们本质上研究的是同一种病毒。

科学革命的本质

我们已经出乎意料地踏入了肝炎研究的领域。这一领域的研究有着悠久的历史,而在此之前,我们的研究从未与此有过交集。早在公元 200—500 年,典籍《巴比伦塔木德》(*Babylonian Talmud*)就已经出现了关于黄疸以及肝炎的典型症状的记载。以盖伦为代表的希波克拉底派学者对黄疸的临床表现有着详尽的描述;并且,他们还试图弄清楚导致黄疸的各种原因。据说,8 世纪的 Zacharias 教皇(后来是 Saint Zachary)曾发现黄疸与感染有关,并建议隔离黄疸患者。关于黄疸流行的记载最早见于 18 世纪的日内瓦、米诺卡岛、美因茨及其他许多地区。在 19 世纪中叶,尤其是在军队中,黄疸暴发和流行的记载相当多。现在我们知道,除了病毒以外,一些损坏红细胞的疾病(如镰状细胞贫血)、感染肝脏的寄生虫、酒精以及其他肝毒性物质所引起的急慢性肝病也可以导致黄疸。此外,原发性肝癌和转移性肝癌都可以导致黄疸。

当我们第一篇正式论证肝炎与澳大利亚抗原关系的论文遭到拒绝时,我们或许可以有更大的抱怨。我们的发现没有得到"权威"的认可,这使我们感到很沮丧。但他们的反应也是可以理解的。许多科学家针对这一问题进行了多年的研究,而我们还并不属于这一领域的专业研究者。我们的团队里没有一名病毒学家,我们也不是专业的流行病学者。我们只是临床医生,以前也未曾涉猎过肝炎的专业知识。我此前关注的是关节炎和人类基因研究,而团队里的其他人也没有研究肝炎的经验。Tom London 之前研究的是内分泌学,做过甲状腺疾病的流行病学调查;Alton Sutnick 是一名心脏病学家,曾对被覆于呼吸道上的生化物质进行过研究;Irving Millman 是我们团队中唯一一位有微生物学研究生学历的成员,但他的主攻方向是结核分枝杆菌和其他一些细菌。我们本来寻求的是截然不同的东西,却意外发现了乙肝病毒。而对于那些已经研究肝炎数十年的专家们来说,我们只能算是一群门外汉。

此后,不断有同行涉足这一新的领域,但他们偶尔表现出的敌意让我们感到很吃惊。在我读了 Thomas Kuhn 的《科学革命的框架结构》(*The Structure of Scientific Revolutions*)[22] 之后,终于明白了其中的缘由。该书对我们理解科学的过程有很大的影响。确切地说,是我对他的著作有了这样的理解:科学的进步需要经过一系列的步骤来完成。某一科学领域的开创

---

[22] T. S. Kuhn, *The Structure of Scientific Revolutions* (Chicago: University of Chicago Press, 1962).

者，即制定规则的人，会建立一套学说模型来定义这一领域中的公理。对此，Kuhn 用了"范式"（paradigm）一词，比"模型"或是"假说"更有分量。所谓的范式，指的是对一个领域的宏观描述，比如进化论、细菌学说，或是日心说、原子结构等。"范式"这个词逐渐被人们滥用，无论是科学界还是非科学领域。范式需要跪在大师的膝下聆听，由导师传授给学生；它带着一种权威性，还带着年轻的科学家们对老一辈科学家的景仰之情。

正是由于这样的原因，范式很难被推翻。就算偶有新的观点动摇了原有的范式，这些新的观点也会被吸纳到范式之中；随着时间的推移，旧的范式会一点一点地被修正。有意思的是，人类总是需要某种范式或者模型来对自然现象做出解释，无论这种模型正确与否。在新的模型出现之前，人们会一直沿用旧的模型，因为思维不喜欢留有空白。

而一旦有人提出了一个新的模型，一个与旧的模型背道而驰、却又与实验数据相符合的模型，模型的提出者就是对原先坐在王位上的国王提出了挑战。于是，科学王国会经历一段时间的危机，甚至混乱。这期间会有很多的变动：保守派会团结起来，坚决支持从他们神圣的导师那里学来的知识，而革新派们则会向旧理论已经支离破碎的城门发起一轮又一轮的进攻。在这一时期，科学争论蓬勃发展。论文稿件如同雪片般地飞向科学期刊的编辑；无论在公共场合还是私底下都是充满了火药味的言论。这种混乱会破坏人际关系，因为通常而言，名誉、成就，以及人们的认可都关系到一种模型的认可度。如果一种模型被推翻了，那么模型支持者的地位就会受到威胁，他们甚至会像垃圾一样被扫地出门。通常，随着实验数据越来越多，新的范式就会得到越来越多的支持，并最终成为被广泛接受的理想范式。于是，新的范式又开始迎接人们新一轮的批评与质疑，直到和上一代的科学模型一样，被人们弃之不用，被更新的模型所替代。

暂且不论 Kuhn 的学说对科学思维的影响，他的学说用来解释我们新同行们的态度还是很管用的。我们意识到，我们已经参与到推翻旧的范式的进程中。在我们真正确认发现乙肝病毒，即建立起一个新的范式之前，我们需要经历科学界的一场"危机"。了解了这一点，我们的心也放宽了，因为我们知道，只要我们的假说能够经得起实验的检验，那么这场混乱很快就会过去，而我们的实验模型就会成为新的范式。

有一次，来自梅奥诊所的杰出肝脏专家 William Summerskill 博士，也是我们的同行，告诉 Alton Sutnick 说，相关领域的研究人员若干年来一直苦苦寻找这种病毒，现在我们却突然声称找到了，这让他们很是不悦。Alton 的回答是："你们会接受的。"的确，他们最终接受了我们的观点。

我们从 Kuhn 对于科学革命的分析中得到了宽慰，并看清了事实。在科学发展过程中，我们并不是唯一一群这样的科学家。1977 年，来自伊利诺伊大学的微生物学家 Carl Woese 宣称发现了古菌。这种菌是一种单细胞生物，与其他生物（包括此前发现的所有细菌）相比有明显不同的生物学特性。据此，他宣称，生物界不应该划为原核生物和真核生物两界，而是应该划为原核生物界、古菌界（多数为单细胞生物）及真核生物界（多细胞生物）三界，这一提法具有革命性的意义。当时许多人对他的理论提出了质疑；过了许多年，该理论的重要性以及真实性才得到了承认。而决定性的证据来自 1996 年对古菌詹氏甲烷球菌（*Methanococcus* Jannaschi）所作的全基因组测序。基因测序表明，该古菌拥有大量其他两界生物所不拥有的基因，而且与真核界生物更为相似。比如，这种古菌有大约 1/3 的基因与哺乳动物相同，这确实令人感到惊讶。在细胞由初级阶段向"高等"形态进化的过程中，这些基因序列被保留了下来而被两界生物所共有。1998 年，Woese 接受了《科学》(*Science*)的采访。[23] 当谈到自己迟来的认可时，他说：

> 那就是你打破常规时人们对你的态度。他们会对你冷嘲热讽，他们不会把你当作一回事。但我曾经读过 Thomas Kuhn 的书，所以我很清楚接下来我将何去何从。

科学哲学界对 Kuhn 的观点有着多种解读。有人将它解释为：科学需要社会的推动，而非逻辑与推理的引导；有人将它和波普尔主义严格的假设否定作对比。这些观点有时扭曲了 Kuhn 的原意，所以对我来说价值不大。我所清楚的是，Kuhn 的观点对我们，对其他所有人都有着非常深远的影响。

---

[23] V. Morell, "Microbiology's Scarred Revolutionary", *Science* 276 (1998): 699–702.

第七章 鉴别乙肝病毒

1967 年,我们就澳大利亚抗原与肝炎患者之间的关联发表了一篇报告。[1] 两者的关联性虽然具有非常显著的统计学意义,并且在实验室的研究中也得到了证实;但是,我们获得的证据还不足以将澳大利亚抗原与肝炎病毒等同起来。我们还必须证实,它具有病毒的其他特征,并且与该疾病存在因果关系。我不得不承认,当时我对病毒知道得确实很少。在 20 世纪 40 年代后期,病毒学在医科院校的课程体系中算不上重要的科目。在我接受临床和外科培训期间,也没有学到多少病毒方面的知识,而病毒治疗的案例也是少得可怜。我的同事们和我一样,对病毒知道得也不多。于是,我们从书架上取下了《病毒学》,了解病毒所具备的特征。

1. 在电子显微镜下,病毒呈形状规则的颗粒。通过此前的过滤实验,我们已经知道了肝炎病毒的粒度范围。

2. 病毒含有进行复制所需的核酸——DNA 或者 RNA。

3. 病毒通常可利用组织或器官进行培养。

4. 在一些对病毒敏感的稀散细胞中,病毒还可形成蚀斑。[2]

5. 我们推测,这种存在于含有澳大利亚抗原的血样中的病毒,将满足科赫法则(Koch's postulates)。前面几点讨论完之后,我们还将对这一问题进行论述。

在病毒鉴别的问题上,我们遵循的是"鸭子识别策略":也就是说,如果有东西走路像鸭子,叫声像鸭子,游泳像鸭子,飞起来也像一只鸭子,那么,它很可能就是一只鸭子,而不是一只苍鹭。这种提法可能不是特别科学,但背后

---

[1] B. S. Blumberg, B.J.S. Gerstley, D. A. Hungerford, W. T. London, and A. I. Sutnick, "A Serum Antigen (Australia Antigen) in Down's Syndrome Leukemia and Hepatitis," *Annals of Internal Medicine* 66 (1967): 924–31.

[2] 蚀斑检测是最早用于检测和分离病毒的一项技术。首次使用这项技术应该是在 1915 年。当时 Félix d'Hérelle 指出,感染细菌的病毒(噬菌体)会杀死它们所侵袭的细菌,并在菌苔分布的琼脂板上留下空斑或蚀斑。后来发现,来自人类和其他动物的其他细胞层也可用于显示病毒的存在,并且在某些情况下,将病毒分离出来。

的科学方法必须引起我们的重视,即独立证据的概念。

从生物样本,如血液中分离病毒,这是病毒学家普遍采用的一种方法。他们将样本放入试管中,加入糖溶液等物质以增加其浓度。然后,将试管置于高速离心机中进行旋转,对液体中的分子及病毒施以强大的离心力。在离心力的作用下,不同的蛋白质颗粒及病毒将移动到试管的不同位置,从而反映其分子量的大小。接下来,分别收集从试管底部针孔中滴出的分层液体样本;然后,对每一部分的样本分别进行试验,看哪一份(或哪几份)样本中含有可能存在的病毒。在我们的研究中,我们用免疫扩散法对乙肝病毒的表面抗原进行了测试(前文已进行阐述)。通过该项实验,我们确认了哪些样本中含有乙肝病毒。

在 Fox Chase 癌症中心,有一支强大的电子显微镜团队。团队负责人 Thomas Anderson 是美国最早使用电子显微镜对生物样本进行观察的科学家之一。他也可能是第一个观察到噬菌体(侵染细菌的病毒)的人。这在分子生物学领域是一项非常重大的突破。[3] 与他共事的包括 Manfred Bayer,他在观察细菌的细胞壁方面很有经验,同时也擅长制作噬菌体的外观模型。在 Barbara Werner[4] 的帮助下,我们将乙肝病毒分离了出来,然后拿了少量的样本给 Manfred。不久,Manfred 就把我们叫去,让我们看看他发现了些什么。

Manfred 是一位非常认真且细致的科学家,他在显微镜下的观察一丝不苟。他花了不少时间进行准备,选择了恰当的电镜增影方法,确定了观察点。在含有澳大利亚抗原的那一份样本中,他观察到了大致呈圆形,直径约 210 埃的微粒[5],微粒大多为中空。作为病毒来说,这些微粒确实相当小,但正如我

---

[3] Horace Freeland Judson 在其讲述分子生物学起源的历史性巨著《创世纪的第八天》(*The Eighth Day of Creation*)(New York:Simon and Schuster,1979)一书中,详细地谈及了 Anderson 对分子生物学的重要贡献。Judson 引用了 Anderson 的话:"我们真的可以将噬菌体看成蝌蚪状的颗粒,其头部根据种类的不同,直径为 600~800 埃…… 毫无疑问,我们已经发现了噬菌体颗粒。但多年以来,还有一些人对此始终持怀疑态度。让我记忆犹新的是 Alfred Hershey 的老师,在圣路易斯的华盛顿大学从事噬菌体研究工作多年的慈祥的老教授 J. J. Bronfenbrenner。当他第一次看到我们拍出的照片时,他拍着额头大声叫道:'我的天,他们有尾巴!'"
　　除了出色的科学知识外,Judson 在歌手 Bob Dylan 的粉丝群里也占有一席之地。他作为记者,曾在 Bob 出演的非主流电影《不要回头》(1967)(*Don't look back*)中对他进行过采访,该电影描绘了 Dylan 在 1965 年的英国之旅。

[4] Barbara 诊断出的,可能是临床上首例通过血清学检测到自己患有肝炎的病例。1967 年春季,她出现了肝炎的症状,通过检测血清,她发现了澳大利亚抗原。她后来完全康复了。她及时使用了血清学检查,进一步证实了澳大利亚抗原与肝炎有关。

[5] 长度单位埃以瑞典物理学家 Anders J. Angstrom(1814—1874)的名字命名。1 埃等于 10^{-8} 厘米。

们在论文中所提及的那样，它们可能正是我们苦苦寻求的乙肝病毒。[6]

这种微粒是否含有核酸呢？如果它确实是一种病毒，那么就应该含有核酸。Irv Millman 是实验室技术方面的专家，他与 Fox Chase 的另一位同事 Lawrence Loeb（后来去西雅图担任华盛顿大学病理学教授）一起，研究了该微粒的物理及其他特性。它们不含有核酸，至少在我们检测的灵敏度范围内没有发现。在 1969 年，我们提出假设，可能我们尚未观察到整个病毒，而我们已经发现的微粒与该病毒存在关联性。直到 1970 年，英国 D. S. Dane 博士带领的一个团队报告称，发现了含有核酸的完整乙肝病毒。[7]

在确认和验证含有核酸的病毒之前，我们有了一个大胆的想法：觉得这可能是一类新型的传染性病原体，可以不依靠核酸，而是从蛋白质直接产生蛋白质。但这只是一种推测，因为它斩断了 Francis Crick 所提出的中心法则。Crick 与 James Watson 共同发现了 DNA 结构。该理论认为，从 DNA 到 RNA，再到蛋白质的产生，其中的遗传信息是单向传递的。但是，1975 年的诺贝尔奖获得者 David Baltimore、Renato Dulbecco 及 Howard Temin 却证实了部分病毒可以通过逆转录酶，由 RNA 产生 DNA，从而表明该理论的某些观点是错误的。

我喜欢创造新的词汇术语（虽然很多时候也造得不够好），而新的词汇则离不开创造性的行动。我们将这种与澳大利亚抗原存在关联性的病原体称为 "ICRONS"。这是一个首字母缩略词，将癌症研究所（Institute for Cancer Research）的首字母与希腊词缀 "on" 相结合[8]，含有和 "微粒" 相关的意义，让人想到离子、质子、电子等。几乎与此同时，Carleton Gajdusek 也正在研究一种传染性病原体，正是这种病原体导致巴布亚新几内亚的法尔族人（Fore people）患上了库鲁病（一种奇怪的神经性疾病）。他推断这是一种仅由蛋白质构成的病原体，由于该部落有在丧礼中进行食人仪式的习俗而得以传播。他的研究，证实了不含有核酸的 "朊病毒" 的存在[9]。如果这一模型不断得到支撑，并且找不到含有核酸的微粒，那经典理论的又一观点将受到挑战。说不

[6] M. E. Bayer, B. S. Blumberg, and B. Werner, "Particles Associated with Australia Antigen in the Sera of Patients with Leukemia, Down's Syndrome and Hepatitis," *Nature* 218 (1968): 1057–59.

[7] D. S. Dane, C. H. Cameron, and M. Briggs, "Virus–like Particles in the Serum of Patients with Australia Antigen Associated Hepatitis," *Lancet 1* (1970): 695.

[8] 后缀 "–on" 源自爱奥尼亚人。他们是伯罗奔尼撒半岛的古老居民，作为流浪者神秘地进入了古希腊。这一后缀给该单词带来了附加的象征性意义。

[9] Stanley B. Prusiner 因此而获得 1997 年诺贝尔奖。

定科学的经典就此终结了。[10]

对于我们推定的病毒，我们一直努力地在组织和器官中进行培养。1969年1月，Scott Mazzur 在著名病毒学家 Werner 和 Gertrude Henle 的实验室完成数年的培训之后，也加入了我们的团队。她花了 3 年的时间，试图研究一种有效的组织或器官培养基，以供病毒生长。尽管她受过良好的训练，经验也非常丰富，但最终还是没有成功。于是，她改变了研究方向，在乙肝病毒亚型方面取得了非常重要的发现。即使到了今天，我们对乙肝病毒的认识比以前要丰富得多，但仍然无法用传统的方法对乙肝病毒进行培养。而且，由于技术方面的原因，我们也无法进行蚀斑分析。不过，我们对含有病毒的样本层进行了鉴定，这多少让我们感到一些欣慰。然而，假设还需要更多的支撑；于是，我们又转向了传统的科赫法则（Koch postulates）。

Robert Koch（1843—1910）[11] 以及其他一些科学家先后对该法则有过不同的阐释，而现代科技也对这些法则进行了修正。在此，我们对该法则作如下表述：

- 疑似的病毒与被论及的疾病存在关联性。部分观点认为，在所有病例中都应存在疑似病毒。
- 可从相关疾病患者受感染的组织中获取疑似病毒，并在体外作纯培养基培养。与细菌不同，病毒的培养需要细胞和组织，而细菌离开细胞环境也能生长。
- 将分离出的疑似病毒传播至实验动物。
- 受感染的动物患上与患者相同的疾病。
- 从受感染的动物体内分离出疑似病毒，使其传播至另一个实验动物。
- 受感染动物同样患上与患者相同的疾病。

那么，我们该如何满足这样的法则，并以此证明我们的确发现了一种肝炎病毒呢？在许多肝炎患者的血液及肝脏中，我们都发现了病毒物质——澳大利亚抗原，因此第一条法则是满足的。通过观察，我们发现，含有澳大利亚抗原的供体血液可以将澳大利亚抗原传递至受体血液中。（在我们能够对供体血液中的澳大利亚抗原进行常规检测之后，含澳大利亚抗原的供体血液便

---

[10] Crick 教授曾因为使用从宗教借来的"教条"（dogma）一词作为科学模型而受到批评。"教条"意味着该概念是取决于权威的力量，是在没有得到证实的情况下被接受的。Crick 声称，他以完全不同的含义使用该术语，借此传递没有证据，就没有权威性的观点。

[11] Robert Koch 是早期的先驱者之一，此外还包括 Louis Pasteur、Edwin Klebs、Ferdinand Cohn 等。他们建立了疾病的细菌理论。Koch 的导师 Friedrich Gustav Jacob Henle 对该假说作出了重大贡献，因此有时被称为"亨勒 – 科赫假说"（Henle–Koch Postulates）。

不再使用了。)这算是通过类比满足了第二条法则。不过,为了更充分地确认其传染性的假设,并且使这项研究能够挽救人类的生命,我们还需要作进一步的证实。还需要精心设计一些动物实验。首先,我们必须明确哪些动物可用于该项实验。经过一系列的观察,我们确定用作实验动物的一些物种,包括几种非人类的灵长类动物,这些动物可能会受到疑似病毒"自然的"感染。(灵长类动物在受到感染后并未表现出任何症状。这大大减少了我们必须使用的动物数量。)

在 20 世纪 60—70 年代,国家癌症研究所对癌症的病毒性原因展开了广泛的研究,这是控制癌症发病率和死亡率的一项重要举措。在研究中,他们使用了专为该项目饲养的长尾黑颚猴(长尾猴属)作为研究对象。在所长的帮助下,我们也得到几只实验用的长尾黑颚猴。在接下来的研究中,Tom London 发挥了主要的作用。我们将澳大利亚抗原接种至长尾黑颚猴身上,然后观察数周的时间。接种后,几只长尾黑颚猴身上便产生了澳大利亚抗原。Tom 从其中一例受感染、且澳大利亚抗原显著复制的长尾黑颚猴体内抽取血样,将血样注入另一只猴子的体内。很快,第二只猴子也产生了澳大利亚抗原。于是,我们满足了科赫法则的又一个条件。虽然实验动物数量很少,但对于我们研究的推进却起到非常关键的作用。

综合考虑我们所有的观察与实验,我们已经满足了科赫法则的诸多条件了。当然,也不是完全都满足,比如,实验动物并没有发展成为肝炎;但结合我们的多项研究成果,这样的发现还是颇有说服力的。科学并不总是将我们直接带到真相的面前,但科学会告诉我们,什么时候应该迈上新的台阶,包括研究成果的应用。

1968 年 10 月,我们开始免费为有需要的科研人员提供试剂盒,包括含有澳大利亚抗原的血清和含有表面抗体(抗 –HBs)的血清。我们的举措对于加快研究,并推动其应用起到了巨大的作用。此后,我接触到了许多来自全球各地的科学家。他们都说,正是由于我们的试剂,他们的研究很快便开展起来了,而不用花上一年,甚至更长的时间靠自己去寻求试剂。

Tom London 和 Irv Millman 还有一个意想不到的发现。现在回想起来,可能正是这个发现,产生了我们所有研究中最重要的一项成果——乙肝疫苗。他们发现,为实验动物注射高纯度的澳大利亚抗原时,动物并不会被感染。但如果纯度降低,动物则会被感染。我们还知道,澳大利亚抗原微粒看起来是中空的,纯化的澳大利亚抗原并未含有核酸。由此我们可以推断,纯化过程已经将传染性的微粒(可能是导致患病的微粒,但我们尚未观察到)与电镜中观察到的非传染性微粒分离开来。

在接下来的几个月，甚至几年的时间里，我们对这种病毒的了解越发深入了。Fox Chase 癌症中心完成了这项研究的部分工作，而大部分工作则是在世界各地的多个实验室中完成的。随着大量的研究者进入这一领域，肝炎的研究也得到了一些发展。有人开玩笑地说，靠乙肝病毒谋生的人比死于乙肝病毒的人还要多。（当然，这是在慢性肝炎与肝癌之间的关系还没有搞清楚之前。）我曾经收到一份来自临床实验室工作人员的电报，他们被招进实验室，对供体血样中的乙肝病毒进行检测。得到这样一份工作，他们对我表示感谢！

乙肝病毒（图 2 及图 3）直径约为 42 纳米（1 纳米为十亿分之一米），是感染人类的最小的 DNA 病毒之一。表面抗原——即病毒外层形成包膜的蛋白质——被称为乙肝表面抗原（HBsAg），这是我们对澳大利亚抗原新的叫法。构成病毒基因的 DNA 链位于病毒内部，并被核心抗原（HBcAg）包裹。病毒的 DNA（基因组）长度约为 3 200 个单位（碱基对），在所有感染人类的病毒中属于最小的一类[12]，这仅供 4 种基因制造为数不多的中小型蛋白质。乙肝病毒就其物理和化学构成来看，可能是所有病毒中最简单的。但我们将会看到，它的"所作所为"可一点也不简单。

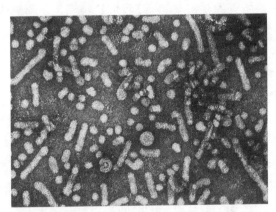

图 2　HBV 颗粒的电子显微照片。有形态较大、较小和呈细长型的颗粒

除了我刚才所描述的整个病毒颗粒之外，还有其他两种完全由表面抗原（HBsAg）构成的颗粒，其中不含有任何 DNA 或基因（图 2）。这些颗粒不具备

---

[12]　丁型肝炎病毒（HDV）是一种 RNA 病毒，所含的基因组更小，约为 1 700 个碱基对。人类除非曾经感染过 HBV 或存在合并感染，否则不会直接被 HDV 感染。HDV 的外部也包裹着 HBsAg，但与 HBV 的 HBsAg 在碱性蛋白质的构成上有所不同。

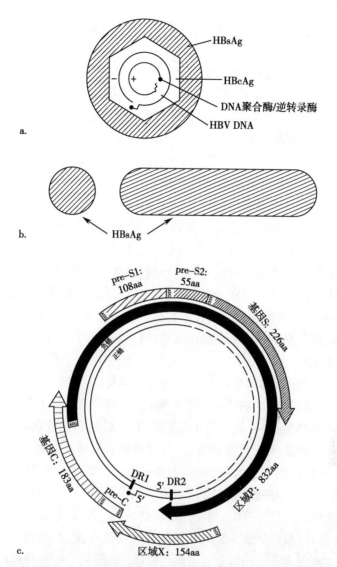

图 3 （a）乙肝病毒结构，显示为围绕整个病毒的表面抗原（HBsAg）及围绕环状 DNA 链的核心抗原（HbcAg）。双链结构，内（正）链中具有一较大间隙。具有完整的外（负）链。DNA 聚合酶作用于 DNA 链。病毒直径为 42 纳米。（b）仅含有 HBsAg 的较小颗粒。圆形颗粒的直径为 24 纳米。这些细长的颗粒直径相同，但长度不同。（c）乙肝病毒的基因组，显示出完整的外链与内链，以及中间的间隙。图中标明了 4 个开放读码框 S、C、P 和 X 的位置，及其包含的氨基酸数量。附录 4 将对此作进一步的描述

感染性，它们不能繁殖或直接致病。其中一种大致呈球型，直径约为 22 纳米的微粒。这也是我们在第一张电镜图像中所看到的微粒。另一种颗粒呈细长型，与球型微粒的直径相同，但长度不同。在血液中，非传染性 HBsAg 颗粒（没有 DNA）比具有传染性和复制能力的完整病毒颗粒要多得多。在自然感染中，两者的比例约为 1 000∶1。正是利用该病毒的这一特点，我们发明了独特的乙肝疫苗。在后面的章节中，我将谈到在过去几年的研究中诞生的乙肝病毒分子生物学。奇怪的是，我们对该病毒在分子层面的细节还没有搞明白，但基于已有研究成果的运用却已经展开了。

当在血液中检出表面抗原（HBsAg）时（最初使用的是免疫扩散法，后来改为更加敏感的放射性免疫测定和酶联免疫测定），提示体内有病毒的存在。病毒颗粒可能为完整的病毒，也可能是仅含 HBsAg 的病毒，或者两者兼有。我们从纽约血友病患者体内发现的第一种抗体，针对的是 HBsAg，在标准命名法中被称为抗 –HBs；另一种抗体针对的核心抗原，被命名为抗 –HBc；还有一种与 HBcAg 相关的蛋白质，被称为 HBeAg，其存在表明了病毒复制的活跃程度。当血样中检出 HBeAg 的抗体（抗 –HBe）时，通常表明病毒复制已经减少或停止。

到了 20 世纪 70 年代中后期，针对乙肝病毒感染的血清学类型和临床反应基本上确立起来了。在感染乙肝病毒之后，将会有以下几种走向：大多数感染者体内会产生抗 –HBs，但不会有任何症状，终身免受病毒进一步感染。一部分感染者将发展成为急性肝炎，并且持续数周或者数月的时间，多数会完全恢复，并终身免疫。大约 5% 的急性肝炎会发展成为慢性肝炎；在某些情况下，可能会导致肝脏衰竭、过早死亡和 / 或者肝癌。大约有 1% 的急性肝炎会发展为致命的暴发型肝炎，对于这种肝炎的治疗是非常困难的。有 0.1%～20% 的感染者（具体比例与地理位置和人口特点有关）将成为乙肝病毒的携带者。这些携带者不会出现急性肝炎的症状，也不会产生抗 –HBs，但病毒在其体内长期存在，并且从血样中能检出 HBsAg。"携带者"通常是指其血液、肝脏或其他组织中含有病毒，但没有个体主观上的不适，即没有任何症状的出现。这种无症状的感染可达数年之久。但也有可能发展为慢性肝炎，并最终导致肝功能衰竭。同时，也会增加原发性肝癌的风险，而这几乎是无法治愈的。急性与慢性症状的血清学和临床发病病程如图 4 所示。

经历了一段紧张的研究和发现，我们与该领域的其他科学家和医生开始认识到感染是如何开始和发展的。这些发现源于我们对疾病易感性和耐药性基础科学的兴趣。尽管发现新事物和科学本身所带来的兴奋感是科学事业中很有吸引力的部分，但是我们现在已经准备好将我们的发现应用于生死攸关的问题。

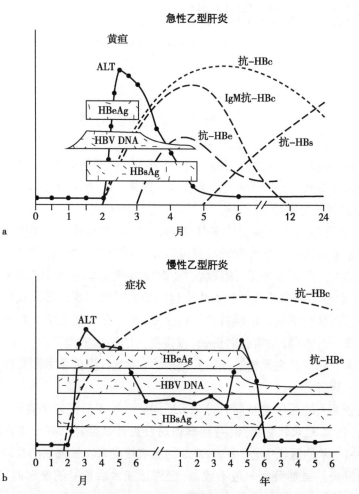

图4 急性(a)与慢性(b)乙型肝炎感染过程中的血清学类型。"典型"病例中的各种标记物出现与(有时)消失的次数。ALT(谷丙转氨酶)是出现在血液中，能够反映肝脏受损程度的一种酶。在急性病例中，表面抗原 HBsAg、病毒的 DNA，以及来自读码框 C 的 HbeAg 在发病早期出现，随后便会减少或者消失。在慢性病例中，它们的存在会持续数月甚至数年的时间。在急性病例中，相应的各种抗体——抗 –HBc、抗 –HBe 及抗 –HBs 会在不同的时间产生 [抗 –HBc 根据不同的免疫丙种球蛋白(Ig)载体，分早期的 IgM 抗 –HBc 和后期的 IgG 抗 –HBc 两种]。在慢性病例中，抗体与急性病例完全不同，通常不含有保护性的抗 –HBs。(摘自 *IARC Monographs on the Evaluation of Carcinogenic Risks to Humans*，vol.59，*Hepatitis Viruses*[Lyons：IARC，1994]，60.)

第八章　输血后肝炎

说回 1967 年，我们打算将研究成果应用于医疗实践。澳大利亚抗原检测可用于隐匿的乙肝病毒携带者的筛查和乙肝的诊断。虽然该检测不够准确，尚有很多亟待改进之处，但终究还算管用。生活经验告诉我们，解决一个问题通常会导致另一个新问题，医学也不例外。接下来的几年里好几个关于 HBV 的案例就是典型。

20 世纪 60 年代，美国的采血和输血"产业"发展迅猛。虽然相当大比例的血液是由美国红十字会和医院血库等非营利组织收集，但营利性公司收集的量也不少。个人或公司可以建立"血库"，以低成本向"专职"献血者购买血液，再以数倍价格卖给医院和医生。这些公司因第二次世界大战后手术的爆发式增长而获利匪浅。麻醉技术不断改良，加上多种能避免术前和术后感染的抗生素投入使用，使得耗时更长、难度更大的手术成为可能。这一时期，治疗心脏瓣膜病变和先天性缺陷的开心手术、根治性癌症手术和肾移植手术数量达到了新高。

这些重大的医学进步同时带来了新问题。手术时间越来越长，程序越来越复杂，输血需求随之增加，导致输血后肝炎开始蔓延。在一些喜欢挑战高难度外科手术的医学中心，多达 50% 的患者接受多次输血后的数周或数月内被查出肝炎。虽然肝炎一般不致命，但对正在术后恢复的患者而言，长期忍受黄疸和其他伴随症状未免太过痛苦。

在发现澳大利亚抗原之前，人们一直无法检测出献血者血液中的肝炎病毒，也无法把受污染的部分从血液中清除。在继续收集证据试图证明澳大利亚抗原是乙肝病毒的一部分时，发现可以使用免疫扩散法筛查无症状携带者。我们之前就宣布发现了一种肝炎病毒，但很多血库专家压根就没听到这个消息。而知道这个信息的专家们对此像对任何颠覆旧观念的新事物一样持怀疑态度。虽然能从现有证据中推断出我们很可能已经检测到了病毒，但没有直接的科学证据表明可以通过检测和去除阳性血液单位来减少输血后肝炎。有人告诉我们，医院和血库不会根据现有证据改变既定做法。否则他们不仅需要改变一些日常操作,成本还会增加,可能影响血库供应商的利润,同时影响非营利保健机构的营生。因此,我们急需开展一个研究项目来迫使血库重视该问题。

我们设计了一项详细的研究,力图验证一个假设——即从供体池中去除含有澳大利亚抗原的供体血液单位以降低输血后肝炎的发生率。我、Tom London 和 Alton Sutnick 当时分别在费城的几家大医院做主治医生。其中之一是位于西费城的大型市立医院——费城总医院,它也是邻近的宾夕法尼亚大学医学院的教学医院。费城总医院历史悠久,前身是 1732 年开放的救济院(南北战争期间,我妻子 Jean 的曾祖父 Maurice Weinstein 曾是纽约步兵团第六十六团中士,可能于 1862 年夏天在此治疗过)。费城总医院虽然时常拥挤,有很多大型城市公共机构的共同问题,但人员配备齐全,且有临床研究的优良传统。其中一位名叫 John Senior 的医生长期和肝炎打交道,经验丰富。他研究了医院几年来输血后肝炎的发病率,结果不容乐观,甚至可能比其他医院更高。在我们的研究过程中,血库的操作与以往并无二致,但我们会拿到献血的样本用于测试澳大利亚抗原[1]。病原检测呈阳性的患者将在住院期间和在家中恢复期间定期接受观察,相关数据(即肝炎的临床症状、体征和/或表明感染的血清变化)会被收集起来。同时,另一个检测呈阴性的患者作为对照实验对象,其有关数据也会被收集。在记录、随访了足够数量的患者后,便可以确定肝炎发病率是否与澳抗检测呈阳性有关。虽然我们认为已锁定了引起输血后肝炎的元凶,但仍欠缺具有说服力的证据。这个研究项目对于确定下一步方向十分重要。

研究计划提交到了 Fox Chase 癌症中心临床调查审查委员会。委员会批准了该计划,鼓励我们一旦假设得以证实,就尽快投入应用。这项研究始于 1968 年下半年(我们约在 1 年前发表了第一篇论文,假设澳大利亚抗原是肝炎病毒的一部分),从那时开始缓慢积累数据。1969 年 6 月 26 日,我的同事和朋友,在东京大学血库工作的 Kazuo Okochi 博士拜访了 Fox Chase 癌症中心。1965 年 9 月我第一次去日本实地考察时见过他。我们都对抗血清蛋白的同族抗体感兴趣。Kazuo 一直从事脂蛋白多态性研究。1965 年访日期间,我们谈到了澳大利亚抗原,当时还只是怀疑与肝炎有关。后来,Kazuo 发现了一种抗澳大利亚抗原的抗体,并寄送给我,与我们确定的抗血清进行

---

[1] 在当时的常规血库操作中,给献血者抽血时,一小份样本被放置在一个"先导管"中,用于红细胞抗原测试和交叉配型,确保供者和患者血液兼容。只有很少量血液用于澳大利亚抗原测试,所以对患者没有额外的负担。

比较。他是首批证实肝炎和澳大利亚抗原有联系的科学家之一。

Kazuo 谈到了一些有趣的发现。他已经开始在东京验证我们在费城总医院努力验证的假设。他的进展比我们快，取得了一定成果。Kazuo 进展迅速有几个原因。首先，日本的乙型肝炎病毒携带者和澳大利亚抗原阳性献血者比美国多。我们在第一次调查中发现约有 0.1% 的美国人是携带者，而日本的数值是美国的 5 ~ 10 倍。更高的比例意味着更容易发现携带者。其次，日本的个人献血量比美国少，一个日本患者平均会接受更多人的输血。总之，他研究的样本数量已具有统计学意义，能够表明该假设成立了。

Kazuo 的重大发现意味着——套用一句老掉牙的话——当前的医疗程序需要重新评估。在查看 Kazuo 的数据前，我们在道义上有义务先验证该假设。否则 Kazuo 的结论要么可能不会被认可，要么得等很久才会被认可。在 Kazuo 的数据支撑上，我们应该立即认定该假设成立吗？现在就停止相关实验并据此修改医疗标准是否合乎道德？Kazuo 研究的患者数量并不多：在 58 名患者中，有 19 名接受了至少一个单位的 Au（+）血液（即澳大利亚抗原检测呈阳性的血液）的患者在输血后 15 至 110 天检测出 Au（+），而在 99 名接受 Au（-）血的患者中，只有 10 人检测出 Au（+）。[2] 但这份差异具有统计学意义。

最终我们认定这一假设已得到充分验证。我们对 Kazuo 的研究结果有信心，它与我们在费城总医院的早期结果趋势一致。此外，大家愈发坚信 Au（澳大利亚抗原）是病毒的一部分，因此有理由相信肝炎可防可控。实验告一段落，但澳抗检测并未停止。1969 年 7 月起，澳抗检测不再是一项实验，而是成了医院的一项例行操作。费城总医院一直在该项目框架下进行澳抗测试，直到后来引进商业资源方才停止。几年后，我们连同 John Senior 和他的同事共同发表了一篇论文，对比了进行输血前检测与不进行检测对输血后肝炎发病率的影响。在不进行输血前检测的 1968—1969 年间，发病率是 18%；在进行输血前检测的 1970—1971 年间，发病率为 6%，下降约三分之二。这个成绩虽然远非完美，但已相当鼓舞人心。医学上很少有完美的结果，早期的方法通常随着时间的推移和研究的深入而逐步淘汰。

研究何时结束并投入应用？这是医学实践的老问题。大约 1969 年 6 月下旬至 7 月上旬，我们在费城总医院的研究成果总算付诸实践。我们决定把澳抗检测作为一项标准的医疗程序——这就是血液检测的命运：我们这样做，就把其他血库和医院弄得被动了。

---

2   Okochi 后来发表了他的研究结果，第一次发表于 1968 年（Vox Sang15[1968]：374），更全面阐述的一篇则发表于 1970 年。

尽管我们对研究结果深信不疑，其他人却未必买账。1969 年我和 Tom London、Alton Sutnick 在发行量不大、以血库和检验科医生为主要目标读者的《病理学公报》[3] 上发表短文，建议推广我们在费城的做法，即检验献血者血液中的澳抗。论文反响平平。血库联盟的一位同事还要求我撤回这篇文章。他认为证据不足，下结论为时过早。他的说法并非没有道理：判断数据价值的关键因素——样本数量很有限。然而，质疑很快就消失了。

从我们进行的初期检测到该筛查程序被医学界接受，这之间发生了什么？我们公布了在费城总医院的早期研究数据，接着新泽西州的 D. J. Gocke 和 N. B. Kavey 发表了一系列与 Kazuo 的发现相似的数据，仅此而已。我们和其他科学家的研究结果促使国家研究委员会（National Research Council, NRC）[4] 医学部的专家小组开始审视我们的做法。1969 年 10 月 31 日到 11 月 1 日，在国家科学院会议上，他们建议审核关于澳大利亚抗原的研究结果，并据此制定一套可用于例行检测的方案。他们没有建议对此立即进行认证，因为他们估计该方法只能检测出 25% 的乙肝病毒携带者和肝炎病例。不过，我们的实验数据给不少人留下了深刻的印象。

1970 年 7 月，Harvey Alter（Harvey 是我们实验室第一个发现澳大利亚抗原沉淀带的人。目前就职于美国国立卫生研究院血库）、Paul Schmidt（国立卫生研究院血库主任，该领域的业务及行政领导）[5] 和 Paul Holland（同样就职于血库）基于一组与 NRC 委员会获得的数据基本相同的数据，建议任何有能力检测澳抗的血库都应做该检测，哪怕准确率不高。他们写道：

> "美国输血后肝炎每年超过 15 万例。尽管以目前的检测技术，排除 HAA 阳性[即 Au（+）]供体最多只能减少 25% 的病例，但已能显著降低肝炎的致病率和死亡率。国家研究委员会认为，该 25% 的检出率表明当前仍对 75% 的输血后肝炎病例无能为力。但若能排除 25% 的潜在传染性献血者，每年就能预防 4 万例肝炎，不失为一种积极有效的方法。"[6]

不能因完美主义而因噎废食。进化论又给我们上了一课：天地万物之所

---

[3] B. S. Blumberg, W.T. London, and A. I. Sutnick, "Relation of Australia Antigen to Virus of Hepatitis," *Bulletin of Pathology* 10 (1969): 164.

[4] 国家研究委员会是国家科学院（National Academy of Sciences, NAS）的业务部门。NAS 的职责是解答联邦政府提出的科学问题。它们也有自己的科研项目。

[5] 感谢当时就职于佛罗里达州坦帕的西南佛罗里达血库的 Schmidt 博士，1997 年 9 月 26 日他致信给我，提供了有关血液检测的事件年表。

[6] *Lancet* 2 (July 1970): 142.

以进化,是为了"过得去",而不是追求尽善尽美。1970 年 7 月 29 日,《纽约时报》就国立卫生研究院血库科学家的发现及其关于尽快开展 Au 检测的强烈建议做了报道(登在报纸最后)[7]。

之后情况开始有了起色;生命的步伐加快了。Alter 的论文让 NRC 委员会于 1970 年 10 月 5 日再次开会,撤销了之前的建议,鼓励有能力的实验室开展抗原检测。他们迅速撰写了报告。10 月 29 日在旧金山举行的美国血库协会会议上,James Sgouris 博士在 Paul Schmidt 主持的肝炎分论坛上宣读了这份报告。同时,国家心肺研究所的 James M. Stengle 博士宣布将把试剂送到实验室和血库。我们便停止了自己的试剂分配计划,不过我记得我们仍继续向外国的实验室发送试剂,因为后者很难利用到美国政府资源。因此,1970 年 10 月可以被认为是澳抗检验"正式"开始的时间。一系列法律法规随即出台。1971 年,纽约州立法机构通过了关于血液检验的法律。1972 年6 月,美国血库协会在标准书中要求对献血者进行检测。1972 年 7 月,联邦登记册公布了对跨州使用血液进行检测的要求,次年便要求所有血库均须检测。我不赞成就此事立法,更倾向于使用卫生条例规范操作。很难用立法那一套法律术语来界定医学目标。此外,面对新的发现,更改法律很困难,但科研的本质就是不断寻求创新。所以较易修改的部门规则更适合自然科学。

除了立法和卫生条例,我怀疑诉讼成为了实施强制检验的强大动力。早在 1969 年我们便注意到,输血后肝炎患者(及其家属)正在对血库、医院和医生采取法律行动,控告血库未能检测到澳大利亚抗原。索取验血试剂的请求一下增加了不少。令人不快的渎职诉讼带来的威胁显然比理性的科学论证更能有效地让人团结一致。医疗事故诉讼虽然常常让医生们苦不堪言,但诉讼的幽灵这次倒是帮了忙。

20 世纪 70 年代中期,由乙肝病毒引起的输血后肝炎基本上从美国和其他实行强制检验的国家消失。生命受到保护,疾病得以预防,有效工作时间有了保障,节省了数亿美元的医疗开支——社会投入我们研究里的资金已数倍偿还。这项源于对美国、非洲、亚洲和太平洋地区人类多样性的深入调查最终带来了重大医学进步——如今被政客们称作"创造财富":受益者是制药公司、诊疗机构、各位股东及因此催生的新岗位的就职者们。

---

[7]　媒体一直对肝炎兴趣不大。"流行"传染病(特别是 HIV)通常是头版新闻和晚间新闻节目的主题,意见争锋、电视评论和观众热线脱口秀都热衷于此。乙型肝炎病毒要低调得多。乙肝领域的科研人员辛勤工作,取得了各种成功,但鲜受重视。默默无闻地工作固然不错,但缺点是公共财政的支持就较少。

解决一个问题会产生新的问题

不断探索是人的天性，然而追求完美实在太难。我们在日常生活中常有类似经历：成功的喜悦过后，却发现：一个问题的解决似乎带来了新的问题。科学也不例外。

HBsAg 的检测方法得到很大改进，放射免疫法和随后的酶法比之前采用的免疫扩散法准确数倍。即便如此，输血后肝炎仍未消失。很明显，至少还有另一种血液传播的病毒导致肝炎。20 世纪 80 年代中期发现了丙型肝炎病毒（HCV），检测方法随即问世。随着 HBV 和 HCV 抗原检验的普及，输血后肝炎进一步减少，情况已得到较好控制。更多的肝炎病毒被一一发现——丁型肝炎病毒、戊型肝炎病毒和庚型肝炎病毒。将来可能还会有更多。至少有一种或多种肝炎病毒可经输血传播，但它们引发的临床问题似乎并不像乙肝和丙肝那样严重。保持警惕是预防医学的座右铭。

检验血液也带来了新问题。费城 1968 年开始检测 Au 时，就不断听到关于劳动者——以保健工作者为多——因被确诊为肝炎病毒携带者而身陷困境的报道。例如，一名护士被查出是携带者后被解雇，因为她可能感染别人，医院担心让她继续工作可能招来渎职诉讼；一个携带者申请医院职位被拒；一名在保健所工作的同性恋青年被告知是携带者，必须离职。没有人告诉他们应如何融入社会。随着许多智力缺陷儿童重回主流教育，在不知道哪些儿童是携带者或应采取哪些预防措施的情况下，一些携带有乙肝病毒的智力缺陷儿童直接进入教室上课。一旦在同学中发现有携带者，其他学生的家长们便会恐慌，甚至排斥他。

肾透析诊所的问题特别严重。在国内和国外不少地方，关于透析诊所肝炎暴发甚至导致死亡的消息不绝于耳。透析患者中不乏肝炎病毒携带者。自国会立法通过由政府补贴透析费用后，国内透析诊所——尤其是盈利性质的诊所数量大大增加，毕竟有政府兜底。为了控制肝炎在费城透析病房传播，我们同意监测患者中的肝炎病毒携带者。这项程序繁琐的工作由 Tom London 负责。开始没几天，一名工作人员告诉 Tom，一个等待透析的患者被发现是 HBV 携带者，问 Tom 该怎么办。Tom 问如果患者不做透析会有什么结果。答案是他会死。Tom 立即回答说："拨一台透析机供他专用。以后的事以后再说。"[8]

---

[8] 得益于流行病学的努力，医疗机构为 HBV 携带者建立单独的透析室、加强透析机消毒以及后来的疫苗接种等措施使得这些流行病得以控制。透析室现在基本上没有出现 HBV 感染。

更困难的是政策问题。在访问某个由军政府控制的东欧国家时，有人问我对该国正在讨论的一项政策的看法——是否应阻止乙肝病毒携带者进入医学院和军校。澳抗检测将决定一个人的生活和工作！更大的困惑是越南战争。战争接近尾声时，有大量儿童（不少是孤儿）需要人收养。美国政府出台了收养政策，计划先把他们带到美国和其他西方国家，然后办理收养手续。越南有很多乙肝病毒携带者，我们早期的研究表明至少 6% 的越南人感染了乙肝病毒。那么越南儿童是否应接受乙肝病毒检测？是否应拒绝筛查出的携带者入境或将其从收养候选名单中除名？一个孩子的命运应该由这项单一的检验决定吗？不同国家做法不同。美国公共卫生局决定不检测乙肝病毒。其他国家虽然要求检测，但很多时候并未落实。

类似事件表明，个人和群体正被单一的检验结果打上烙印。这个领域的发展日新月异，科研使肝炎的防控和治疗前景越来越明朗，但对肝炎病毒携带者及密切接触者却无能为力。公共利益与可能给个人带来的不利之间应有一个平衡。在检测献血者是否携带病毒这个问题上，利弊很明显：它使输血者免于感染肝炎病毒，而给献血者带去的痛苦至少在短期看并不太大。他以后也不会再献血。然而，若要进行全民筛查，则意义不大：查出某人是携带者，目前并无良方；但他却可能因此遭受不公待遇。目前看来携带者的传染性似乎并不高。美国大概有 100 万携带者，如果乙肝病毒具有和普通感冒一样的传染性，感染人数会比已知数量多很多。几名确诊的保健工作者并没有把肝炎传染给患者。所以，全民筛查对社会没什么好处，对个人却十分不利。

我们一致认为应当加快对肝炎病毒的研究，但是在乙肝突破性的医疗技术问世之前，不应进行过多过广的血液检测。在下一章里我们会看到，只有发明疫苗和改进诊断技术，才能给民众带来真正的福祉。唯有如此方能明显改善携带者两难的状况。

这是人类免疫缺陷病毒（HIV）及由其引发的艾滋病（AIDS）问题的可怕征兆。HBV 和 HIV 传播途径类似：输血、性行为、垂直传播和共用污染的针头等。相比 HIV，HBV 更具传染性，更易传播。两者发病率和死亡率不同。尽管感染 HIV 的后果更加严重，但公众对病毒携带者的态度所引发的社会问题却相似。后面的章节会阐述更多关于 HIV 的内容。

代达罗斯效应

发现乙肝病毒并部分控制输血后肝炎，解决了一个问题却引发了另一个问题——病毒携带者被打上了烙印。世间百态发人深省。有经验的科学家都知道类似现象在科学界十分常见。密切关注这些现象有重要的实际意义。未卜先知非常重要，对出乎意料的事做到心里有数——因为它能让你更加敏锐地感知问题，快速理解和解决新问题。此时，我开始着迷于希腊神话中的艺术家、科学家代达罗斯的隐喻。[9] 我曾与宾夕法尼亚大学杰出的医学研究社会学家 Renee Fox 教授[10] 合作了一篇论文[11]，探讨了我们所说的"代达罗斯效应"的概念。这个神话冗长又复杂，所以我借其中一部分来说明自然科学独有的"解决既有问题—出现新的问题"这一特性。

希腊神话中，出生于雅典的代达罗斯是一位艺术家、雕刻家、发明家和科学家。他定居在米诺斯国王和帕西法厄女王统治的克里特岛最为繁华的都城克诺索斯。国王、王后与众神之间产生了严重的误会。原因是波塞冬曾赐予米诺斯一只纯白的公牛作为克里特岛人民的象征，表明米诺斯是他们的合法国王。所有人都知道，不久之后这头公牛将被祭祀给众神。但米诺斯非常喜欢它，执意将其留在宫中，用另一头纯白的公牛偷梁换柱，献祭给了众神。众神发现后雷霆大怒，为了报复米诺斯，他们让帕西法厄王后爱上公牛，并产生了与之交合的欲望。无计可施的米诺斯国王下令倾全国之力医治王后，代达罗斯也参与到了其中。他虽有创造力，却没考虑到他的发明的最终用途和后果。他制作了一个空心的，真人大小的，内铺软垫的奶牛模型，置女王于其中。一只大白牛被吸引而来，王后的欲望得到了满足。

问题就这样解决了，但是出现了新问题——半人半兽的牛头怪兽米诺陶尔出现在了世上。野蛮狂暴的人身牛头怪简直就是一场无尽的灾难。于是，代达罗斯再次被召来协助解决新问题。他建造了一个迷宫困住米诺陶尔，这个解决办法同时又带来另一个问题。一定数量的雅典青年男女每年都会被带到克里特岛献祭给被囚禁的怪物。代达罗斯本人也是雅典人，他决心拯救希腊。他告诉米诺斯和帕西法厄所生的女儿阿里阿德涅（米诺陶尔同母异父的妹妹）进入迷宫的密门，给了她一个简单的线团，用于穿过迷宫时标记逃跑路

---

[9] 我对代达罗斯的兴趣源于曾拜读过的 Kim Malville（Menlo Park, CA: Cummings, 1975）所著之《代达罗斯的羽毛》。只是我没有勇气像他那样把代达罗斯的隐喻延伸得如此深远。

[10] Renee Fox 是该领域的先驱。她的研究范围广泛，包括对比利时学术界的长期分析，以及在当时的比属刚果进行广泛的实地考察。她和同事 Ruth Swazey 发表了一篇开创性的关于早期医学科研项目（该项目开创了肾移植和肾透析）的社会学研究论文。和 Renee 合作撰写论文是一种享受。她拥有学者的透彻性，对文字意义的那份尊重令我倾倒。她还有一种即时生成的幽默感，使得我俩撰写论文的过程变得轻松自如。

[11] B. S. Blumberg and R. C. Fox, "The Daedalus Effect: Changes in Ethical Questions relating to Hepatitis B Virus," *Annals of Internal Medicine* 102 (1985): 390–94.

线。英勇的杀手忒修斯受命与假装献祭的青年一起试图杀死怪物。他和阿里阿德涅成为朋友。忒修斯承诺带她逃离迷宫，她便将线团和秘密都交给了忒修斯。忒修斯进入迷宫杀死了米诺陶尔，在阿里阿德涅提供的帮助下成功逃离了迷宫。然而，当忒修斯在纳克索斯岛上抛弃阿里阿德涅时，两人的这段关系便宣告无疾而终。

　　解决了这个问题，新的问题继续接踵而至。米诺斯国王因米诺陶尔被谋杀而震怒，他将代达罗斯和儿子伊卡洛斯囚禁在迷宫里。太过讽刺了！迷宫制造者被囚禁在自己制造的迷宫里。这没有难倒这位极具创造力的科学家，他想出了一个飞行的办法，将羽毛和蜡粘连制成翅膀，和伊卡洛斯一起尝试飞出迷宫。不幸的是，伊卡洛斯并没有听从父亲的劝告，他兴致勃勃地越飞越高，离太阳越来越近，高温熔化了蜡，羽毛失去粘连而脱落，伊卡洛斯一头栽进海里，不见踪影。代达罗斯悲痛欲绝。他奋力飞到那不勒斯附近的库迈，最终找到了去往西西里岛的路。西西里岛的很多地方仍然记念着这位发明家事迹，他在那里继续搞发明创造，帮助当地解决了一些问题，同时创造着新问题。

　　代达罗斯显然很喜欢自己的发明，也喜欢源源不断的新问题——相比答案，他更喜欢问题。他的精力和主动性吸引了不少赞助者，驱使他寻求更多亟待解决的问题。尽管被指责没有事先考虑好后果，但公平地讲，谁又能在行动前就预料到最终结果呢？代达罗斯从那些面对错综复杂的世界屡败屡战的人那里学到了人生的精髓：虽然世界问题不断，但不能丢掉亮剑的勇气。

第九章 乙肝疫苗

迄今为止，我们研究中最大的成果可能就是发明和推广乙肝疫苗。乙肝疫苗不仅是世界上使用最广泛的疫苗之一，同时也是第一支"癌症疫苗"。[1]这里所说的"癌症疫苗"是指一种能够预防癌症的药剂，乙肝疫苗能预防的即是世界上最常见的癌症之一——原发性肝癌。本章将讲述乙肝疫苗研发的故事，那些推动疫苗生产、测试、获批上市并投入使用的事件。乙肝疫苗在预防原发性肝癌上所获得的显著成功（后面我会详细描述），对其他癌症疫苗的研究是莫大的鼓励。这对控制此类广泛存在、令人生畏的疾病无疑是充满希望的一步。

1969 年初，时任癌症研究所所长的 Tim Talbot 在一次员工会议上告诉我们一则令人沮丧的消息：他接到美国国家癌症研究所（National Cancer Institute）通知，以后会减少对研究的支持，得自己去寻找其他的渠道获得资金支持。这意味着我们需要取得专利，并将研究成果商品化。（提醒各位读者，当年还没有分子生物学，更别提分子生物学催生的让许多科学家转型为生意人的创新生物技术产业了。）虽然从最后结果看，这一威胁并没有成为现实，联邦政府慷慨的资金支持依旧延续了好几年。不过那时我们觉得资金支持已经岌岌可危。一想到主要经济来源可能会受到限制，我们就像要上绞刑架一样，注意力立马集中起来，必须行动了。

我找 Irv Millmam 谈了谈，告诉他我们得为乙肝疫苗申请一个专利。从第一次群体研究开始，我们就一直在琢磨这个事情。虽然乙肝病毒两年前才被发现，我们也刚开始在医院做捐献者血液检测，我们还是着手研发乙肝疫苗。尽管读书时了解了一些生产和使用疫苗的理论，但具体如何制造一支疫苗，我依旧是一片空白。Irv 的经验非常丰富，他在位于费城郊外西点的 Merck 医疗研究所（Merck Institute for Therapeutic Research）的疫苗科工作。虽然他当时没有肝炎方面的经验，但是他研发了优于别人的纯化百日咳疫苗并申请

---

[1] 目前已经有很多人关注"癌症疫苗"的研究进展，它通常是指能用于治疗已经存在的癌症的疫苗。除了"对付"恶性黑色素瘤的疫苗（效力尚不完全清楚）及一些基于分子生物的新概念试验性疫苗外，目前还没有普遍用于癌症的治疗性疫苗。

了专利。但不幸的是，Merck 并不打算生产该疫苗，这是 Irv 来我们这边工作的原因之一。他刚来时以为会做血清蛋白多态性方面的工作，但看到我们正在研究肝炎，便又回到了传染病方面的研究。

虽然我对研发疫苗没什么经验，但我对公共卫生和预防医学的价值有敏锐的认识。我早年在苏里南、非洲、太平洋中部地区和阿拉斯加等地进行研究，认识到公共卫生措施的重要性，其中就包括疫苗接种。只要保护水源和食物不受人类排泄物的污染，控制传播病毒的昆虫媒介、寄生虫及其他传染源，并对儿童实施预防接种，发展中地区的很多疾病原本都是可以预防的。

研制疫苗的依据是什么？依据不多，但很有说服力。研制疫苗的关键在于识别保护性抗体。保护性抗体是一种出现在已免疫人体血液中的丙种球蛋白，或是免疫细胞的一种特定反应，可以保护人体免受特异性病原体的感染。[2] 在 HIV（艾滋病病原体）疫苗的研发中，这一问题是人们关注的焦点。我们对 HIV 的分子生物学的了解可能超过了已经识别的其他病毒，但还是不清楚 HIV 的保护性抗原和机制。科学家很难决定用何种抗原研制疫苗。不过，HBV 研究一开始就有迹象清楚地显示什么会成为保护性抗体。数据非常简单：我们早期测试了几千份个体血清，从未见到在血液中含有 HBsAg（即乙肝病毒表面抗原，HBsAg 阳性是 HBV 携带者）的同时还能有乙肝表面抗原的抗体（抗 –HBs）。这些数据与抗 –HBs 预防 HBV 感染的假说一致。事实很清楚，抗 –HBs 是唯一已知的抗体，研制疫苗的障碍又扫清了一个。这是天意吗——我们所知道的第一个抗体恰好就是发挥预防作用的那个。

除此之外还有一些辅助性数据。在费城总医院和其他地方的早期研究中，我们发现相比于体内没有抗体的患者，那些在输血前就拥有抗体或者在输血后生成了抗体的接受输血的患者更不容易感染肝炎。这也是 Okochi 的论文的结论。数据的样本量不大，但差异具有统计学意义。前面的章节曾提到，长尾黑颚猴的实验证明澳大利亚抗原可以传染给实验动物。这个实验为疫苗的研发提供了宝贵信息。只含有表面抗原（在血液中非常常见）的纯化颗粒可以通过离心从感染性颗粒中分离出来，这是十分罕见的。除去感染性物质的纯化颗粒无法使 HBV 感染长尾黑颚猴，而含有感染性物质的未纯化颗粒却可以。

---

2   抗体都是糖蛋白——由蛋白质和连接在蛋白质上的糖基构成——它们由脊椎动物的免疫系统产生。抗体对于宿主抵抗微生物的入侵至关重要。糖蛋白在构成上有着高度的特异性，因此他们能够识别微生物、其他蛋白或免疫系统可能接触的生物化学物质上的特定分子组群。任何能够与抗体结合的分子就叫做抗原，它可以来源于包括微生物在内的很多物质。

　　我们在专利申请书中描述了一种利用不同的媒介——如糖溶液或氯化铯——分离 HBsAg 的方法。我们利用酶除去残留的血清蛋白，破坏或杀死可能存留的病毒，然后进行柱式分离并结合多种处理方法，以此杀死任何可能残留的病毒。接着，我们添加一些物质来提高 HBsAg 的抗原性，即增强激发已接种的人的保护性应答反应，最后加点儿防腐剂延长储存寿命。现在，你瞧，疫苗就做好了。在电子显微镜下可以看到这些数量庞大的细小微粒，排列密集（这跟我、Manfred Bayer 和 Barbara Werner 当初想象的很相似）。我们于 1969 年 10 月 8 日向美国专利局申请专利，没花多少工夫，于 1972 年 1 月 18 日获颁专利。

　　这是一种非常独特的疫苗制作方法，可以说是前无古人，后无来者。疫苗制作原本有以下几种方式。第一支天花疫苗含有人类病毒，病毒来自从天花轻微感染者脓疱中挤出的液体。那时的观点认为，与其自然感染，不如被受控感染，并且这种人为诱导的感染可以预防以后可能更加严重的自然感染。这种观点没错，但接种含有人类病毒疫苗的死亡率却高达百分之十，令人无法接受。Edward Jenner（1749—1823）的首创性贡献来源于其发现：他注意到挤奶女工的皮肤比其他女性更好：挤奶女工没有面部瘢痕，而从天花中康复会在脸上留下瘢痕。挤奶女工容易感染牛痘病毒，牛痘病毒是牛身上的病原体，类似于天花病毒。为什么挤奶女工没有得天花？牛痘不会使人患上严重或致命疾病，留下的瘢痕也没有天花那么严重。Jenner 推测感染牛痘从某种程度上预防了天花。Jenner 将注射牛痘病毒[3] 作为预防性疫苗使用。该做法有些争议，例如有人出于宗教原因反对接种牛痘，他们认为采取预防措施会违背上帝的意愿。但 Jenner 还是取得了巨大的成功。疫苗的英文"vaccine"来自拉丁词根 vacca（法语为 vache），就是提醒人们第一支疫苗来自牛。

　　科学家通过采用减弱病原体侵袭性的方法已经制备出一些疫苗，即通过连续的动物实验和组织培养传代的方法减弱病原体的致病力。Sabin 脊髓灰质炎疫苗就是其中一个例子。这种疫苗容易给药，比如可以口服（有些读者可能会记得过去吃过的糖丸，那里面就有疫苗）。另外，因为这些疫苗仍有致病力，所以也能传播给人群中没有接种过的人，因此每一次接种都会产生放大效应。所以这种减毒疫苗的缺点就是可能会使一些人致病，致死例也偶有发生。当然以上情况并不常见，特别是当脊髓灰质炎成为严重公害时，给民众

---

[3]　疫苗中使用的病毒类别逐渐远离 Jenner 当时使用的原始牛痘病毒，这可能与其他病毒的引入以及原始类别的自然进化有关。

接种疫苗明显利大于弊。但是当脊髓灰质炎变得少见时,比如现在,就出现了疫苗致病例多于自然感染例的情况。

还有一种是灭活疫苗。科学家先获取致病病毒或其他微生物,然后通过加热或某种化学方式灭活,最后用得到的变性但仍具有免疫原性的蛋白质制备疫苗(Salk 脊髓灰质炎疫苗就是通过这种方法制备的)。有时候需要使用微生物整体,有时候只需一部分。随着分子生物学的出现,通过高选择性克隆目的抗原基因来生产疫苗成为可能。现在正在设计更加高级的疫苗,比如 DNA 疫苗,即通过给宿主注射含有编码目的蛋白质的 DNA,使宿主体内能够产生疫苗抗原。

我们的制法与上述方式不同。我们从携带大量抗原的个体中获得抗原,然后给没有抗原的人预防接种,我们有时开玩笑叫它"人苗"。我们的理论基础是乙型肝炎病毒会产生大量微小、不具传染性且只含表面抗原的颗粒。这可能是一种免疫逃避策略,即产生过量抗原以便将宿主免疫系统产生的抗体的打击方向转移到病毒微小颗粒上,从而使致病病毒本身得以幸免,然后继续复制,损害肝细胞。这是传染病战场上的"障眼法"。

疫苗发明了,下一步该做什么呢? 为了将疫苗从理论变成现实,我们必须要引起药企的注意。Fox Chase 癌症中心的任务不是研制或测试疫苗,检验实验室的设备也不能满足生产人用疫苗的标准,而且我们也不希望改变这些机构基础科研的功能。1969 年当我们第一次发明疫苗的时候,肝炎患者和药企都不相信我们能确定肝炎病毒,更别提生产实用且有商业价值的疫苗了。让疫苗无法走进人们视野的另一个问题是,在发达国家肝炎并不被视为严重的疾病。在大多数人眼中,肝炎就是一种不太好的急症,顶多持续几天或几周,几乎可以完全康复。还有人认为它是一种外来病,可能是去热带旅游时或被军队里来的人传染的。肝炎的长期感染过程与慢性肝疾病及肝癌的联系直到有了澳大利亚抗原检测才逐步为人所知。

还有一些其他方面的进展推动了疫苗的发展。1970 年 4 月,纽约大学儿科学教授 Saul Krugman 医生和同事发表了一系列实验结果,引起学界对疫苗研制可能性的注意。他们将含有澳大利亚抗原的血清煮沸一分钟,用其作为疫苗给唐氏综合征患儿接种,然后再给这些患儿注入未煮沸的含有澳大利亚抗原的血清。他们发现,煮沸的血清似乎在患儿中产生了一些不完全的免疫防御作用。虽然实验受到了伦理指责,还被指出存在科学错误(比如在原始实验中缺乏对照),但是在疫苗研制前景方面,的确让学界和疫苗生产商眼前一亮。

　　另外还有证据说明抗乙肝表面抗原抗体（Anti-HBs）有效。1970 年 11 月，Tom London 开始在费城的肾透析病房进行跟踪调查，开展防止肝炎的研究并取得了成果。Ed Lustbader 对 Tom 数年大量的研究数据进行了分析，结果振奋人心。这些成果起初是在巴黎的一场会议上展示并以法文[4]发表的，后来更完善的版本又以英文[5]发表。Lustbader 对两组患者后期感染肝炎的可能性进行了比较——目标组是已获得乙肝表面抗体的患者，对照组为不具有乙肝表面抗体的肾透析患者。结果差异显著（图 5）：经过 9 个月的透析治疗（通常每周 3 次），对照组仅有 50% 未感染肝炎，而实验组超过 90% 都未感染。这有力阐释了抗体的保护特性，而这种抗体可以通过接种疫苗产生。到 20 世纪 70 年代中期，一些实验室对灵长类动物进行了系列研究，结果显示疫苗具有保护性，证实了疫苗专利申请书中动物预防接种的初期免疫效果。

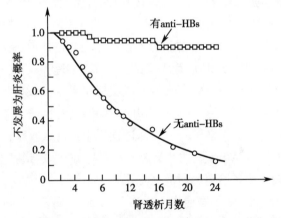

图 5　携带和无乙肝表面抗原的肾透析患者两年时间发展为肝炎的可能性，乙肝表面抗原具有高效抗病毒感染能力。(Lustbader, London, and Blumberg, *Proceedings of the National Academy of Sciences* 73[1976]：955–59.)

　　1971 年我们和 Merck 公司的研究者进行了磋商。他们的疫苗研制设备就在宾夕法尼亚的西点，离费城不远。他们表达了为该疫苗申请批号的意愿，但没了下文。学界仍在检验我们的研究是否真正有效，以及我们是否真正确认了导致乙型肝炎的病毒。我们已经以口头和书面的形式阐述过疫苗的概念，

---

[4]　B. S. Blumberg, W. T. London, E. D. Lustbader, J. S. Drew, and B. G. Werner, *"Protection vis-a-vis de l'hepatite B par l'anti-HBs chez des malades hemmodialyses. Hepatite a Virus B t Hemodialyse"* (Paris：Flammarion Medecine-Sciences, 1975), 175–83.

[5]　E. D. Lustbader, W. T. London, and B. S. Blumberg, "Study Design for a Hepatitis B Vaccine Trial," *Proceedings of the National Academy of Sciences* 73 (1976)：955–59.

也不断与肝炎研究领域的同行讨论，但仍需要更多第三方的研究确认。乙肝的研究基金一直都是一个问题，该领域里的基础研究人员也不多。这些都使后续工作无法迅速推进。

联邦政府做了个奇怪的决定，批准了我们在境外——而不是国内的专利权。这促使我和 Millman 去找一家能够合作的公司。1975 年我们远赴欧洲，与英国和法国的药企商谈。在巴黎我们认识了 Merrioux 博士，他的公司是法国的大型疫苗企业，他和儿子都表达了对获得我们疫苗生产权的兴趣。这本来可以是一次心仪的交涉，但我们决定还是尽量选择国内的生产商。除了距离因素，还因为我们受美国税收资助（确切地说是宾夕法尼亚州的资助），如果疫苗具备了商业价值，那么获益的至少应该是美国和宾州。出于这个目的，我们又和 G. Willing Pepper（大家都叫他 Wing）一起去了 Merck 公司总部所在地新泽西州罗威市。Wing 打算和公司的首席运营官谈谈。Wing 是 Fox Chase（FCCC）的董事会主席，是一名二战英雄（海军上将，"黄蜂"号航空母舰在瓜达尔卡纳尔岛战役中被击沉时他就在船上），退休前还是费城一家大公司的 CEO。Wing 和 Merck 总裁之间的交谈看起来就像朋友间闲聊，说到专利和其价值时还会传出笑声。离开的时候我感觉事情并没有什么成果。或许是我的注意力一直停留在豪华大气的办公室和接待处，一直在想：这个总裁办公室就够装四间大实验室了……谈话过程似乎没什么收获，有些令人失望。走出公司大楼时我对 Wing 说估计又是不行吧。Wing 答道："恰恰相反，谈成了。"这就是我关于商务洽谈的所有认知了。

1975 年，Fox Chase 癌症中心批准了 Merck 研发这种疫苗。Maurice Hilleman 博士做过大量的肝炎研究，也有丰富的疫苗研发和生产经验，是项目的主要负责人。Merck 效率很高，很快取得了明显进展，制造出了足够的疫苗进行临床试验。

Wolf Szmuness 博士和同事们在纽约进行了首次公开正式试验。[6] 这次试验经过精心设计，顺利实施，大大提升了疫苗的市场欢迎度，甚至可能缩短了至少一年的推广周期，相关受益人都非常感激 Wolf。Wolf 非常有趣，他经历了许多工作和生活上的磨难。二战伊始，德国入侵波兰，他全家卷入战乱，不得不往东逃。他在苏联上学，战后回到波兰。完成医学学业后成为了一名公共卫生医师。在家乡工作期间，他积累了疫苗管理和测试的经验。20 世纪

---

6   W. Szmuness, C. E. Stevens, E. J. Harley, et al., "Hepatitis B Vaccine: Demonstration of Efficacy in a Controlled Trial in a High-Risk Population in the United States," *New England Journal of Medicine* 303(1980): 833–41.

60 年代，针对二战幸存犹太人的一波浪潮迫使他和家人再次逃亡，这一次他们来到了美国。他访问过我们的实验室。我们想在这儿给他找个职位，但他决定去纽约血液中心工作。他正是在那里组织协调了乙肝疫苗的现场实验[6]。

Wolf 的第一步是筛选肝炎的高危人群。从早期的临床和流行病学研究中，我们对肝炎的传播方式有了一定认识——垂直传播、性传播、输血、使用污染的针头等。免疫反应有缺陷的个体尤其易感。HIV 的传播途径和乙肝相同（但是 HIV 传染性要弱一些），随后关于 HIV 的研究使得人们对血源性病毒的传播机制有了深入的认识。哪些属于 HBV 高度易感人群已经较为清楚——唐氏综合征、汉森氏病、肾透析患者等。我们遇到的第一批携带者为费城的同性恋人群。众所周知肝炎在该人群中很普遍。Wolf 和同事们在纽约对男同性恋群体的一项系统性研究显示该群体感染率非常高。在约一万人的样本中，HBV 血清学标志物阳性率达 68%，比其他人群高得多。他估算了年感染率，即每年感染人数的百分比，发现高达近 20%。Wolf 告诉我，随后的研究显示，这个数值还会更高，多达三分之一的人会在一年内感染。另外，这个群体受过良好的教育，头脑聪明，十分愿意参与这个利人利己的试验项目。所以 Wolf 决定争取他们的合作，进行这项疫苗试验。[7]

为了产生必要的统计学效力，他招募了约 400 名受试者接种疫苗，另外 400 名则注射安慰剂。试验从 1978 年 12 月持续到 1979 年 10 月，共计 1 083 名受试者参与（疫苗 549 人，安慰剂 534 人）。所有受试者被随机分到疫苗组和安慰剂组并进行编号。测验者和受试者都不知道受试者的组别。受试者全程使用代号，直到试验结束才会和相应名字对上号。疫苗分成 3 次接种，前两个月各一次，第一次接种后 6 个月再接种第三次。受试者中 93% 完成了 3 次接种，表明受试者的依从性和忠诚度良好。接下来通过观察 6 个月到 1 年内受试者的肝炎患病率来评估疫苗效果。结果如何呢？

试验结果令人印象深刻。第一，疫苗组和安慰剂组相比，没有明显的毒副作用。就我所知，从第一次试验到数十亿支疫苗投入应用的这么些年，虽然不断有人担忧疫苗的安全性，但没有足够证据证明该疫苗有副作用。第二，受试者对疫苗的反应很好。接种疫苗的受试者在完成 3 次接种后，96% 的人产生了抗体。第三，疫苗组和对照组在乙型肝炎发生率上差异显著。通过对血液化学成分和乙肝表面抗原的分析发现，共有 52 名受试者患了乙型肝炎。其中只有 7 名属于疫苗组，而这 7 名中完成 3 次接种的只有 1 人。可能是这

---

[7] 不管是过去还是将来，HBV 疫苗的主战场都是亚洲、非洲和太平洋地区。但是最初的安全性和有效性试验都是在美国进行的。从这个意义上讲，美国人是在为全人类做测试。

些受试者在接种前不久就感染了乙肝病毒。这项试验还有另外一个具有重大临床意义的发现。相较接种安慰剂的受试，接种疫苗的受试中那些没有产生抗乙肝表面抗原抗体的人，感染乙肝的概率并不比安慰剂组高。如果不是这样的话，我们的发现就能推导出另外一种可能：那些对疫苗不产生反应的人，或许是因为某种遗传倾向，注定逃不掉遭感染的命运吧。倘若真是如此，疫苗的价值将大打折扣。但万幸的是，Wolf 和其他研究者的试验结果并不是这样。结果显示疫苗对于那些易感人群同样有效。在南非的一项研究首次证明了携带乙肝病毒的母亲生下的婴儿接种疫苗后成功产生了抗乙肝表面抗原抗体，并且在疫苗的保护下免遭感染或成为携带者。

后续的现场试验同样证明了疫苗的有效性。20 世纪 80 年代早期，距 Wolf 的论文发表不到两年，FDA 便批准了血源疫苗，之后的几年内每年都有数百万计的儿童和成人接种（据估计，2000 年一年内，全球使用了十亿支乙肝疫苗）。乙肝疫苗成为了当今世界上使用最普遍的疫苗之一。

第十章　乙肝病毒与肝癌

乙肝研究最重要的实际成果就是开启了原发性肝癌的防治战役，原发性肝癌是世界上最常见、最致命的癌症之一。这场战役初期就出现了诸多成果，前景广阔。如果在未来得到支持，那么全世界都将朝着预防癌症的新型有效方法迈进。原发性肝癌不是与病毒有关的唯一癌症，因此对乙肝和肝癌的研究可能为将来预防其他病毒相关癌症提供指导。

究竟发生了什么事情，才有了令人如此满意的进展？本章将讲述我们在这个项目中的工作内容。

乌干达

1971 年 7 月。我们坐着水翼船沿着多瑙河向西平稳前进，下一站是维也纳。随着船的不断行进，布达佩斯的天际线逐渐消失在身后。我感觉这更像是一次前往东非的探索之旅。这几天我都在匈牙利参加热带医学会议，在温带国家开热带医学会议似乎不太寻常。此时我仿佛正在前往乌干达坎帕拉的路上，似乎要去那儿参加关于非洲癌症的会议，并开展关于昆虫传播乙肝的研究。布达佩斯曾是奥匈帝国的第二首都，虽然现在仍保留着当时的富丽堂皇，但这座铁幕之后的城市给人更多的是一种平淡萧条的感觉。不过，夏天这里阳光灿烂，街道上到处都是穿着休闲装的人们，年轻人身穿短裤或牛仔裤，西方文化的影响不言而喻。

水翼船绕过捷克斯洛伐克的布拉迪斯拉发市。我们听说布达佩斯有反苏的示威游行，但我们坐船驶离时，布达佩斯显得很平静。之后我们便到了维也纳，这座城市名副其实，是一座保存完好的美丽城市。著名的维也纳国家歌剧院是这座城市的骄傲，在第二次世界大战期间被毁后重建，看上去气势恢宏。在两次世界大战期间，这座城市热闹非凡，知识分子出了名的活跃，可现在似乎没有当时的繁盛景象。我参观了著名的维也纳总医院，同时也是一所教学医院。在过去的几十年里，这所医院走出了许多著名的医生和科学家，而当时使用德语教学的医学院也是医学学术界的榜样。

　　我在维也纳国际机场登上了比利时世界航空的飞机，连夜飞往非洲。第二天早上，我们抵达乌干达的恩德培市，恰逢这个美丽国家历史上的决定性时刻。时任乌干达总统的 Milton Obote 在国外访问时，Idi Amin 将军发动政变，成为了乌干达的新总统。随后便是漫长的动荡和残忍的内战，严重限制了国家的发展。但我们去参加会议那会儿，动荡尚未显现出来，至少仍不明显。因为记者并不能自由发声，我们很难知道社会上发生了什么事。医院的朋友告诉我们，许多受伤的士兵已经入院接受治疗。有传言说，军营里发生了政治斗争以及不同部落之间的战斗，造成了许多伤亡。后来，我在偏远地区收集蚊子时，和乌干达当局发生了冲突。我被带到小镇上的警察局，遭到便衣警官的盘问，他们对我满是怀疑，甚至有些敌意。我向他们保证我没有拍任何警局的照片，并销毁了相机中曝光过的胶卷，然后就被释放了。直到回到美国后，我才知道就在我被拘留时，有两名外国记者（包括一名来自费城的记者）在附近被杀害。

　　尽管过程并不顺利，但那次访问乌干达对我和我同事未来十年的工作方向产生了深远的影响。这次访问让我们的思路和研究集中在一个方向：探索使用乙肝疫苗——首种有效的"癌症疫苗"——预防原发性肝癌（世界上最常见的癌症之一）的可能性，这可能是我们所有关于乙肝病毒的研究中最重要的成果。

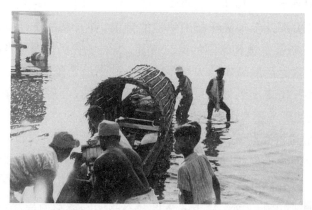

1950 年 10 月，苏里南的马罗韦讷河。我们乘坐图中的独木舟，从河口附近的阿尔比纳朝南顺流而上，抵达了帕拉马坎族的主要定居点兰加塔巴蒂。船员包括船夫、助手和 4 名桨手，船上还有一支 3 人医疗队。河水平静时，舷外发动机推动着船只前行，但到了浅滩急流时，我们不得不划桨或拖曳船只通过

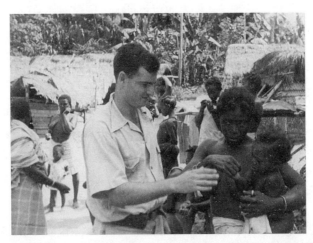

苏里南。在蒙戈附近的河边村庄给村民做临床检查。除了为疟疾、丝虫病和其他调查收集标本外,我们还在蒙戈地区的 Ian Guicherit 医生的监督下进行了日常出诊,提供医疗和牙科方面的帮助。这里没有公路,连接社区的道路都很少,所有出行都是靠船

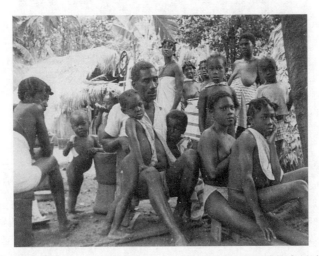

苏里南。等待流动诊所工作人员访视的村民。这些房子都是用当地的木材建造,大多数都是按照独特的风格精心建造。屋顶是茅草做的,房子经常会比地面高出一些,保护他们免受雨季洪水的侵袭

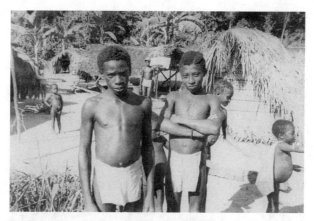

苏里南。在兰加塔巴蒂接待我们的村镇青年。通常他们穿的衣服都只遮住下半身，有时也会穿类似托加长袍的披肩覆盖上半身

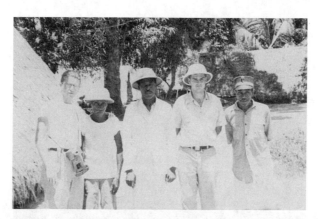

苏里南。图中 John McGiff（最左）是我在哥伦比亚大学内外科医师学院的同学，我（右二）和来自兰加塔巴蒂马罗韦讷河岛社区里帕拉马坎的 Granman 站在一起。我们与 Granman 和他的工作人员就我们的医学调查和治疗方案进行了几天的大量讨论。我们在镇子附近的河边露营，每天都划船过去开会

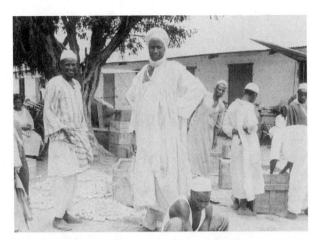

1957 年 8 月，尼日利亚。市场上的商贩。市场是许多社区的活动中心，我们的访问通常从那里开始。医学研究在市场附近的诊所或其他公共建筑中进行

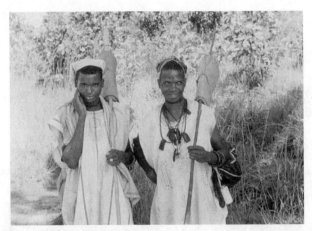

1957 年 8 月，尼日利亚。两名富拉尼人在去镇子的路上。富拉尼人通常生活在农村地区的临时营地，在一个更大的社区附近。要找到他们的营地并不容易，我们会去最近的村庄，在市场上询问他们可能在哪里，然后进入灌木丛寻找他们。不过这次，我们恰好遇到了两位年轻人要回营地，于是他们带着我们一同回去

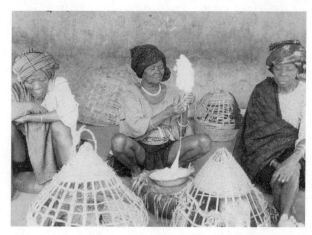

1957 年,尼日利亚。市场上的妇女们在用卷线杆纺棉。许多商贩都是妇女,很多关于社区
医疗和其他方面的信息都是从她们那儿打听到的

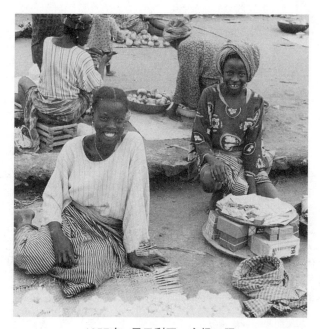

1957 年,尼日利亚。市场一隅

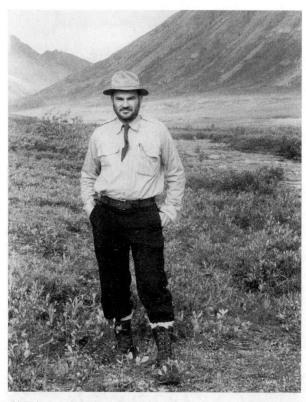

1958 年 8 月，阿拉斯加。阿拉斯加北部布鲁克斯山脉的阿纳克图沃克帕斯，是一群因纽特人的家园，他们与世隔绝。我穿着正装前往与村领导的会议，解释研究项目以及告知我们访问的目的

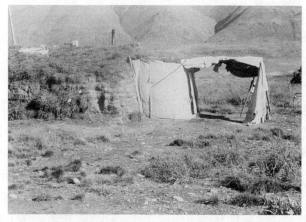

1958 年 8 月，阿拉斯加，阿纳克图沃克帕斯。在夏季使用草坪和帆布制作的圆顶屋子。在这个偏远的社区，传统的生活方式仍然存在，但也在迅速发生变化。我们在这里时，当地人正在用木质框架房屋来取代这些传统的房屋

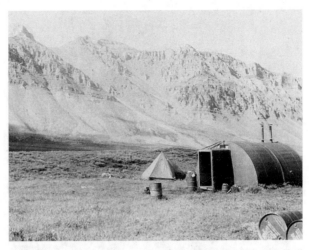

1958 年 8 月，阿拉斯加。这是在阿纳克图沃克帕斯的池塘岸边的匡西特小屋，野外医疗队伍在这里露营。飞机降落在小屋外的小池塘上

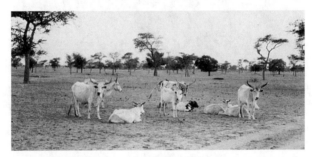

1976 年，塞内加尔。在塞内加尔的许多医学研究都是在 Tip 村进行的，Tip 村位于达喀尔以东 200 公里处。这里一片田园风光，但除了雨季外都比较干旱。牧民在贫瘠的农田和牧场上放牛

　　原发性肝细胞癌是起源于肝脏的癌症。这和继发性肝癌不同，即起源于其他器官（例如肺、结肠、前列腺）的癌症而之后转移（或扩散）至肝脏的癌症。肝细胞癌这个名称也强调了其起源于执行肝脏主要功能的肝细胞，而不是肝脏中的其他细胞，例如胆管细胞。癌变过程可能在易感人群非常年轻的时候就始于肝细胞，受影响的细胞最初会分裂，繁殖缓慢。（我们现在知道那些注定会发生肝癌的人的肝细胞很可能感染了 HBV，但在访问乌干达时，这些都只是推论，并没有确定。在发现丙型肝炎病毒（HCV）之后，人们认识到该病毒可能自身或与 HBV 共同诱发肝细胞癌。）癌细胞繁殖十分缓慢，持续了几

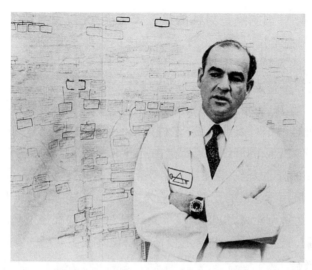

1973 年 6 月，当我在牛津大学休公休假时，著名的生物化学家和诺贝尔奖得主 Hans Krebs 教授鼓励我记录自己的研究过程。我在牛津大学时开始撰写，之后几年我在斯坦福大学行为科学高级研究中心和费城的 Fox Chase 癌症中心工作时也从未停笔。我把研究过程都记录了下来，包括最初的观察、从中得出的假设、检验假设所需的研究设计、假设检验的结果以及从中得出的新假设。从某种意义上说，所有的实验和观察都是相互联系的，我身后便是由此得出的巨大示意图。这项分析便是本书的背景。照片拍摄于美国费城 Fox Chase 癌症中心

十年，而病人完全不知情，身体也没有任何症状。等到症状出现时，通常是在感染乙肝的几十年后，患者可能会在几个月或几年内死亡。肝细胞癌通常出现在已经患有肝脏疾病的人群中，乙肝和丙肝便是其中的典型。腹痛、体重减轻、右上腹肿块，以及患者全身情况不明原因突然恶化，这些都是表明癌症出现的迹象。有时，癌症首个表现出的症状可能是突发事件，例如肿瘤破裂或血管肿块出血。临床诊断为肝细胞癌后的 5 年生存率[1] 约为 5%，是生存率最低的癌症之一。晚期肝细胞癌的治疗效果不佳，治疗后患者的存活率并不明显高于未治疗患者。有一次，我和 Tom London 一起去塞内加尔北部邻近毛里塔尼亚边界的一家省立医院参加由当地医生主持的聚会，在那发生了一件事，至今我都记得很清楚。一位外科医生几乎含着泪告诉我们，他多年来一直通过外科手术切除晚期肝癌患者的肝脏，但却没怎么延长患者的生存期。这么久以来，他一直帮患者与肝癌作斗争，但从未成功，他鼓励我们继续研究，希望研究结果能够让患者摆脱肝癌的痛苦。

---

[1]　五年生存率是指癌症确诊或治疗完成后存活 5 年以上的人数比例。

在全世界，肝细胞癌是男性的第三大癌症死因，女性的第七大癌症死因。[2] 在亚洲和撒哈拉以南的非洲，这是重大的公共卫生疾病。要估计每年因肝细胞癌死亡的人数十分困难，一定程度上是因为在许多癌症发病率高的地区，癌症登记并不普遍或不全面。从癌症登记中心和医院的数据，以及 Tom London 1997 年报告的一份中国肝癌高发地区的详细统计数据，并通过对他的数据进行外推我们可以推断出，这种可怕的疾病每年可能导致 100 万人死亡。据估计，有 85% 的肝细胞癌都是由乙肝进展而来。如果再加上因乙肝感染后其他结局的死亡人数（慢性 HBV 感染导致的肝衰竭，以及急性重型肝炎等），则每年乙肝病毒造成的死亡人数约为 150 万。[3] 看到人们处于肝癌的晚期阶段，而自己几乎无能为力，这是很难受的一件事。而在接下来的几年里，我们慢慢认识到，通过使用乙肝病毒疫苗可以预防很多肝癌的发生，不难想象我们有多么兴奋。

我来到乌干达，参加由乌干达癌症中心组织的关于非洲癌症的国际会议，该中心位于马卡雷雷大学医学院及其附属医院附近，而马卡雷雷大学医学院是东非历史最悠久，可能也是最杰出的医学院。乌干达癌症中心主要由美国国家癌症研究所资助。可能会有人问，为什么美国要资助距离如此遥远的国家进行研究，至少从表面上看，这与美国人的健康没有直接关系。但是，当时美国医学研究得到了充分支持。美国科研界认识到，应该在最合适的地方来探索癌症机制，因为疾病不分国界。解决非洲的医学问题与非洲人直接相关，但也将使整个医学界受益。这对于传染病而言是再正确不过的道理了，因为传染病会以极快的速度在国家之间传播。当然，对疾病的了解也会迅速从一个国家传到另一个国家。

那次会议有一天专门讨论了肝癌，当中也包括了一系列有关乙肝病毒与肝细胞癌相关性的论文。其实我们了解过这些研究，因为我和 Bruce Smith[4] 已经发表过有关该主题的论文。1969 年，距离我们首次发表关于乙肝的论文仅两年的时间，我们研究了乙肝病毒、肝癌和慢性肝病之间的相互关系。[5] 我们

---

[2] 男女患病率的差异可能看起来很奇怪，但是在肝癌几乎在自然病程到病理特征的每个方面都存在性别差异。这是一个非常奇特的现象，本书之后仍会谈到。

[3] 这是每年死于人类免疫缺陷病毒（HIV）的人数。HIV 即艾滋病的致病微生物。

[4] Bruce 是一名医学博士，毕业于北卡罗来纳州的医学院。他在费城进行了部分博士后临床培训，然后选择在我的实验室花几年时间进行研究培训。Bruce 是一位敬业的科学家，他对工作认真负责，同时也很幽默。

[5] J. B. Smith and B. S. Blumberg, "Viral Hepatitis, Post-necrotic Cirrhosis and Hepatocellular Carcinoma," *Lancet* 2(1969): 953.

提出了乙肝病毒(特异性标志物是澳大利亚抗原)引起肝癌的假说。[6]但数据不支持该假说。我们在报告中提及的回顾性研究中未发现肝细胞癌患者的乙肝发生率更高。("回顾性"是指我们检测了已患肝细胞癌的患者,并将其检测结果与无肝细胞癌的对照人群进行比较。)现在我们知道当时用于鉴定病毒的技术,也就是免疫扩散法,灵敏度很低。曾经是乙肝病毒携带者的患者患上肝癌时,外周血中的病毒数量会随着肝癌进展而逐渐减少。我们研究中纳入的大多数病例都是晚期病例,病毒水平已低于我们方法的检测下限。因此我们在论文中提出乙肝病毒数量可能在肝癌初期仍能检测得到,但到了肝癌晚期可能会因为低于检测下限而结果呈阴性。我们建议应进行其他检测以确定相关性。在接下来的几年时间里,科研人员完成了许多相关研究,那次会议上也介绍了这方面的一些研究进展。

最近,我看了自己在坎帕拉时做的笔记,在里面找到了一张表格,表格汇总了来自美国、乌干达、肯尼亚、塞内加尔、中国香港、新加坡、日本、希腊和英国的研究结果。这些研究大多数样本量较小,结论并不完全一致,但是在大多数情况下,肝癌病例中病毒的感染率高于对照组。在条件完全不同的情况下(例如,不同的地理环境、文化、气候等)确认相同的假设,远比完全重复一项研究要更有说服力。在多中心研究中,尽管条件非常不同,但关注的变量之间有着极为密切的关联,以至于在有其他交互变量的情况下这样的关联仍然存在。无论如何,研究结果说服了我们以及许多其他人,未来的研究应该朝着肝癌和乙肝病毒努力。

我回到费城,这次会议以及非洲给我带来的刺激让我充满活力,决心继续进行癌症研究,并鼓励其他人参与其中。我还有个装满冷冻蚊子的手提箱,这些蚊子都是我从灌木丛里收集来的,我们也检测了这些蚊子中是否存在乙肝病毒。我会在下一章讨论这方面的工作。

法国、塞内加尔和马里

1973 年初,当时还在休公休假的我正在牛津大学生物化学系遗传学实验室里,Bernard Larouze 从巴黎赶来找我,我们站在我办公室的阳台上,从那

---

[6]　自 20 世纪 50 年代以来,人们已经认识到慢性肝病与肝癌的相关性,但由于尚未发现 HBV,因此不能对相关性进行检测。根据 WHO 对该主题的综述(*IARC Monographs on the Evaluation of Carcinogenic Risks to Humans*, vol. 59, *Hepatitis Viruses* (Lyons: IARC, 1994), Smith 和 Blumberg 的论文显然是首次阐述这一假说的论文。

正好可以看到下面的茶水间。Bernard 是受 M. Payet 教授之托来的，Payet
教授以前是西非塞内加尔达喀尔大学医学院的院长，现在在巴黎的 Claude
Bernard 医院担任院长，他建议我们合作研究乙肝病毒和肝细胞癌。1956
年，塞内加尔仍是殖民地，Payet 教授和他的同事发表了一项在塞内加尔首
都达喀尔的研究，这项研究纳入了 200 多例 HCC（肝细胞癌 hepatocellular
carcinoma——译者注）患者。[7] 他们发现肝细胞癌与肝脏疾病有很强的相关
性，从病理学的角度来看，他们认为是由传染性肝炎引起的。次年，P. Steiner
和 J. N. Davies 也发表了类似的报告，研究地点在乌干达。[8] 在 20 世纪 50 年
代，他们提出假设，认为病毒性肝炎是肝细胞癌的病因，但当时还没有发现乙
肝病毒，因此不可能直接检验假设。但有了澳大利亚抗原的检测方法之后，
这项工作就能得以进行。Payet 教授正是想与我合作在塞内加尔进行一项研
究，以验证这一假设。我正好因为最近去了乌干达之后深受鼓舞，就答应了
与他合作，然后开始了我们研究的"法语"阶段。

从 1974 年开始，我、Tom London、昆虫学家 William Wills 以及我们实
验室的其他人与一些年轻的法国医生合作，去塞内加尔和马里进行了一系列
实地考察，这些医生大多与 Claude Bernard 医院的非洲医学和流行病学研
究所有关系。当然，和我们一同前去实地考察的还有 Payet 教授和一些塞内
加尔的医生，包括 Bernard Larouze、Veronique Barrois、Lamine Diakhate、
Gerard Saimot、M. Sankale、Alain Froment、Evelyne Marinier、Elisabeth Feret、
A. Moustapha Sow 等。我们还经常与法国图尔大学的 Philippe Maupas 教
授和他的同事进行交流，偶尔也会合作，这是一个非常活跃的团队。我们在
实地考察和实验室工作的经历，在巴黎、费城、达喀尔和巴马科这些地方的往
来，是一个漫长、复杂、有趣的故事，但这里不必细说。项目完成之后，法国和
塞内加尔的同事也踏上归程，我们的生活似乎平静了许多，自然也少了许多
动荡。但事情并没有就此结束。Tom London 和他的同事们仍然在参与塞内
加尔军方的一个非常庞大的长期项目，研究原发性肝癌及其预防。

为了让读者感受那段时期的生活，我来说说我和 Bernard Larouze 在马
里首都巴马科的一次汽车旅行。那是一个炎热的夏日夜晚，我们正在没有灯
光的主干道上高速前进，路上有许多行人、自行车、马、骆驼和公牛。车子扬

---

[7]   M. Payet, R. Camain, and P. Pene, "Le cancer primitif du foie. Etude critique a propos de 240
       cas," *Revue Internationale d'Hepatologie* 4 (1956): 1–20.

[8]   P. Steiner and J. N. Davies, "Cirrhosis and Primary Liver Carcinoma in Ugandan Africans,"
       British Journal of Cancer 11 (1957): 523–34.

起红色的尘土，绕着我们不断轰鸣的雷诺汽车打着旋。我看向正在开车的Bernard，对他说："我不知道你那侧的挡风玻璃怎么样，但透过我这侧的玻璃完全看不到任何东西。"Bernard 并没有受到干扰，也没有减速，回答道："我这里也看不清，但这没关系，反正刹车坏了。"在这儿我得说一句，Bernard 不光会开玩笑，更是一个出色的科研合作者和好朋友。

话说回来，在塞内加尔和马里的研究产生了有趣的结果。我们发现肝癌病患中乙肝核心抗体（抗 –HBc）的出现频率很高，这是病毒复制的指标，且该结果与对照组中观察到的结果明显不同。对来自中国香港和费城的患者研究也证实了这一点。在 1975 年发表的一篇论文 [9] 中，我们建议接种疫苗可以预防肝细胞癌。1976 年，我们又发表了一篇论文，仍然保留了该建议，在这篇论文中，我们检验了乙肝病毒通过垂直传播使后代患上肝癌的假设。我们选取患有肝细胞癌的患者，检测他们的父母和兄弟姐妹 HBV 感染的情况，并将结果与对照家庭（即父母未患肝细胞癌的家庭）的结果进行了比较。与对照组相比，肝细胞癌患者的母亲感染 HBV 的频率要高得多，而父亲感染 HBV 的频率没有显著变化。Ed Lustbader 进行了另一项独特的统计分析，估计在携带HBV 的母亲中，后代患肝细胞癌的风险会增加约 5～12 倍，与吸烟者患肺癌的风险相同。回想起来，从实践的角度来看，这是一项非常重要的研究。我们意识到，在非洲以及其他根据外推法判断为垂直传播常见的地区，通过婴儿免疫接种的方法可预防许多癌症。

这又引出了一个非常重要的问题。如果该病毒在出生前或出生时由母亲传播给婴儿，那么是否有可能在婴儿感染病毒之前进行疫苗接种？我们在达喀尔以东的省城捷斯 [10] 进行了有关垂直传播的大规模研究，下一章将对此进行介绍。我们得出的结论是，在非洲，垂直传播虽然很普遍，但是发生在婴儿出生后的数月或数年，这就给疫苗接种提供了时间。相反，在亚洲许多地区，垂直传播可能发生在婴儿出生前、出生时或出生后不久。但即便在这些地方，在慢性感染开始前也会有几周的间隔，这段时间里可以进行疫苗接种。无论是这些观察结果，还是其他科学家的大量观察结果，都已确定了婴幼儿疫苗接种的重要性。事实证明，在乙肝高发地区中，婴幼儿是国家 HBV 免疫接种项目的主要接种者。

---

[9] P. Maupas, B. Larouze, W. T. London, B. Werner, I. Millman, A. O'Connell, B. S. Blumberg, G. Saimot, and M. Payet, "Antibody to Hepatitis-B Core Antigen in Patients with Primary Hepatic Carcinoma," *Lancet* 2(1975): 9–11.

[10] 捷斯(Thies)有一家迷人的餐厅和酒吧 "CAT" (Centre Amicale Thiessienne)，距离研究中心不远。

在检验初始假设时偶尔会出现新假设，Ed 的分析便是很好的例子。他在分析数据中有了另一个出人意料的有趣发现：以出现的乙肝表面抗体（抗 –HBs）水平作为标准，患者父亲和兄弟姐妹对乙肝感染的免疫应答要弱于对照组中无 HCC 的父亲和兄弟姐妹。我们提出新假设，这些患有癌症的家庭成员身处的环境中还有其他削弱免疫应答的因素。[11] 我们想到了黄曲霉毒素，这种物质由曲霉属真菌合成，毒性极高。储存不当的谷物和其他食品会产生这种真菌，例如塞内加尔广泛种植和食用的花生。（黄曲霉毒素多年来一直被怀疑是引起肝癌的原因，并且在非洲和其他地区一直都在进行着广泛的研究，探索其在肝癌发生过程中的作用。）若食品中含黄曲霉毒素，则家庭成员罹患肝癌的风险更大。现在我们知道黄曲霉毒素和 HBV 具有很强的协同致癌作用。尽管越来越多的证据表明，HBV 是 HCC 的一个可预防性病因，但我们还希望了解并确定其他多个增加 HBV 感染者罹患癌症可能性的风险因素之间的相互作用。

在亚洲也进行了类似的研究。我们与一些韩国同事合作，在首尔做了许多研究。在我的实验室工作了多年的 Hei-wan Hann 博士就是这些研究的主要参与者。

中国台湾的流行病学

我认为，在 HBV 引起 HCC 的流行病学研究中，最有说服力的研究是由中国台湾的 Palmer Beasley 教授完成的。我和 Tom London 受邀撰写了有关 HBV 的流行病学重要研究的综述。[12] 我们选择的文献中就包括 Palmer 的研究。Palmer 和他的中国同事提出了一个问题，即乙肝病毒携带者一定会发展为肝癌吗？他们还希望确定 HBV 携带者中肝细胞癌（HCC）的发生率，并估算携带者患 HCC 的风险。他们在 1975 年 11 月至 1978 年 6 月之间招募了 22 707 名男性政府雇员参加研究，并检测了所有人以确定携带者。这些雇员只享有一种医保，去世后其死因可以从医保记录中了解到。任何雇员患有肝癌后也将上报至保险机构。研究人群分为两组，HBsAg（+）组和 HBsAg（-）组。到 1980 年 12 月底，已有 307 人死亡，其中 41 人死于肝细胞癌（HCC）。

---

[11] 遗传假设也能成立。父亲免疫应答的改变可能因为特定特别异性免疫效应的多态性，存在于父亲中并遗传给后代。我会在下一章对这种方法详细说明。

[12] W. T. London and B. S. Blumberg, "Comments on the Role of Epidemiology in the Investigation of Hepatitis B Virus," *Epidemiologic Reviews* 7 (1985): 59–79.

在 42 例 HCC 患者中，有 40 例是 HBV 携带者。HBV 携带者的 HCC 发病率为 351/10 万人，而整个人口的 HCC 发病率仅为 55/10 万人。根据这些初步数据计算，HBV 携带者患 HCC 的相对风险达到了惊人的 223，也就是说，携带者患上 HCC 的可能性是非携带者的 200 倍以上。这些数据也证明了问题的严重性：在所有死亡的男性中，有整整 13%（307 例死亡中的 41 例）死于肝癌。此外，他们死于非癌性肝病的风险也大大增加。研究中另有 19 例患者死于肝硬化，其中 17 例为 HBV 携带者。

在阿拉斯加、中国和其他地方，也有类似的研究旨在确定 HBV 携带者患 HCC 的风险。大体而言，这些研究中的风险并没有前面所说的那么高（后续分析中 Beasley 风险估计值也下降了），但这些研究基本上都表明，HBV 是 HCC 的重要风险因素。因此中国台湾的卫生部门把 HBV 预防放在首位也就不足为奇了。我们下一章会提到，他们加速了疫苗接种计划，也取得了非常好的效果。

这些流行病学研究表明，HBV 极有可能是 HCC 的病因。但是其他的"元凶"或因素也会增加 HBV 携带者发生 HCC 的风险，在随后的几年中，有许多因素都得以明确。在无明显 HBV 感染的情况下，丙肝病毒（HCV）可引起肝癌，但有时感染 HCV 的癌症患者细胞中也整合有 HBV 基因组。黄曲霉毒素、吸烟、饮酒、水和食物中含砷以及体内铁元素含量升高都可能带来额外的风险。

Fox Chase 癌症中心主要由美国国立卫生研究院的国家癌症研究所资助，虽然中心也允许进行本身不涉及癌症的研究，但有条不成文的规定，那就是资助的研究迟早都会与癌症相关（在附录 3 中，我评论了美国国立卫生研究院的科研风格及其如何影响我们的研究过程）。1964 年加入 Fox Chase 癌症中心时，我的研究重点并不是癌症。我们当时研究的是生化和免疫遗传多样性。虽然我们在第一篇与澳大利亚抗原相关的论文 [13] 中提到了 HBV 与白血病的相关性，但论据说服力不够强。因此，尽管 Fox Chase 癌症中心的主任 Tim Talbot 深谙其理，也从未明确要求我们进行癌症研究，但我们意识到，还是尽快开始与癌症相关的研究为妙。那次乌干达之行让我们发现了 HBV 和 HCC（肝细胞癌）这一常见癌症之间的联系，我们在这种联系的基础上进行了更多的研究，这无疑都是朝着正确方向迈出的一大步。

有了明确的流行病学证据后，科学家和公众还希望能看到用一个模型来解释这一切，而有了分子生物学，一系列乙肝病毒引起癌症的假设便能得以验证。这些我将在下一章详细阐述。

---

[13] B. S. Blumberg, H. J. Alter, and S. Visnich, "A 'New' Antigen in Leukemia Sera," *Journal of the American Medical Association* 191 (1965): 541–46.

第十一章　乙肝病毒知多少

前几章讲述了发现乙肝病毒（HBV）的早期研究、提高血液供应安全性的诊断技术、疫苗的发明以及 HBV 与原发性肝癌的因果关系。在分子生物学技术尚未出现之前，主要的实际应用都直接来自早期较为基础的发现。在本章中，我将谈一谈发现 HBV 后进行的一些研究，这些研究极大地促进了我们对 HBV 的理解，包括 HBV 的传播途径和流行病学、在其他动物中与 HBV 相似的病毒、昆虫在 HBV 传播中的可能作用、人类性别的影响以及全球疫苗接种计划的效果。20 世纪 80 年代以来，世界上许多实验室都很好地进行了 HBV 分子生物学的研究。这些研究使人们更好地了解病毒本身，并改进了相关应用，尤其是疫苗的应用。也许更重要的是，这些研究可以为预防已知或未知病毒所致的癌症指明方向。乙肝疫苗接种在预防原发性肝癌方面大获成功，为寻找预防癌症的新方法提供了指导，建立了信心。

HBV 有 4 个基因（或可读框）——S 区、C 区、P 区和 X 区，分别编码表面抗原蛋白、包裹遗传物质的核心蛋白、参与病毒复制的聚合酶、参与转录的 X 蛋白。另外 X 蛋白还可能参与 HBV 致癌特性的形成。关于 HBV 分子生物学的更多详细信息见附录 4。

HBV 的传播和流行病学

在前几章中，我经常提到 HBV 的流行病学。在本节中，我将总结目前已知的大量信息。其中一些信息来自我们最初对 HBV 的研究，即使其中许多是基于特定人群的研究，但大多数是来自研究者在世界各地进行的广泛研究。

HBV 常见于亚洲和非洲，这两个大洲拥有着世界上最多的人口。此外，HBV 在东欧和中欧以及中南美洲的人口密集地区也非常常见。令人惊讶的是，世界上超过一半的人口在其一生中都会感染 HBV，但大多数 HBV 感染不会导致疾病，最常见的结局是形成保护性抗 –HBs。几个世纪以来，人类和 HBV 一直有着密切联系。与 HIV 等逆转录病毒一样，HBV 基因组的序列可以整合到人类基因组中,成为人类细胞和身体的一部分。HBV 与人类生命中一些最为关键的事件有关,这一点不足为奇。治疗慢性 HBV 感染的尝试让我们直面 Pogo 悖论(时空穿越悖论):"我们见过敌人,敌人就是我们自己。"

人类的生命周期中有 3 个时间段很可能会发生 HBV 的传播:①出生前后("围产期");②幼儿期;③成年期。感染者成为慢性携带者的概率与年龄密切相关。如果母亲携带的 HBV 复制活跃(通常血液中有 HBeAg),那么新生儿感染 HBV 的概率高达 85% 以上。如果母亲为 HBV 携带者且 HBeAg 呈阴性,则感染概率降至 30% 左右,但仍远高于母亲为非 HBV 携带者的新生儿。年龄稍大的儿童感染 HBV 时,成为携带者的风险较低,成年人成为携带者的风险更低。乙肝传播在时间和特征上有明显的地理差异。20 世纪 70 年代末 80 年代初,我们与之前提到的塞内加尔和法国同事合作,在塞内加尔和马里进行了一系列广泛的研究。我们在省城捷斯的妇幼诊所采集了近 1 500 名前来就诊的孕妇的血液,记录她们对 HBV 感染的应答情况。婴儿出生时,采集脐带血(反映出生时和出生前婴儿的状态);此后数周或数月内多次重复采血。某些婴幼儿的采血持续了 3 年多。对于母亲携带 HBV 且 HBsAg 呈阳性的儿童,感染 HBV 及成为 HBV 携带者的概率比母亲未感染 HBV 或携带抗 –HBs 的儿童高得多。但所有患儿在年龄小于 5 个月时均未感染。这与亚洲的研究结果形成鲜明对比,在亚洲,母亲是携带者的儿童几乎都在出生后几周内出现慢性感染。这意味着出生后有一个时间间隔,此时儿童没有发生慢性感染,理论上可以接种疫苗,而这个时间间隔在塞内加尔比较长,在亚洲比较短。疫苗试验证明,事实的确如此。用不严谨的话来说,这个时间间隔出现的很凑巧,意味着疫苗接种可以对新生儿有效,正好在最有可能成为携带者的年龄组中预防慢性感染的发生。垂直传播的这种生物学特征使大规模的疫苗接种计划成为可能,这极大地抑制了 HBV 的流行,我将在后面详细描述。在有效实施疫苗接种计划的国家,垂直传播几乎不复存在。

作为一名科学家和医生,我经历过不少激动人心的时刻,有一次,我在那不勒斯一家舒适的餐厅参加深夜晚宴,这场宴会的主人是肝炎领域国际权威人士。他告诉我在疫苗问世之前,他不得不建议携带 HBV 的孕妇考虑流产,因为孩子感染 HBV 的可能性非常高。不过他现在再也不必这样建议了,他代表意大利的所有母亲,对我和所有做过乙肝研究的人表示感谢。这对我和妻子 Jean 来说很有意义,因为我们的儿媳妇就来自那不勒斯,她已经有两个孩子了。

塞内加尔和许多其他地方的研究丰富了我们对幼儿感染 HBV 的理解。

如果母亲是携带者,特别是幼儿的兄弟姐妹也是携带者,那么幼儿在出生后的数月乃至数年内感染 HBV 的概率会增加。感染的传播方式尚不完全清楚。该病毒可通过哺乳传播,但在 HBV 高度流行的地区,无论母亲是否哺乳,其他传播方式均可能导致感染。在实施疫苗接种计划之前,在儿童营养较差的地区,虽然有 HBV 感染的可能性,但母乳喂养非常重要,因此鼓励母亲继续哺乳。发达国家为了预防 HBV 感染,建议携带 HBV 的母亲不要哺乳,因为非母乳的食物供应也很充足。当然,开始疫苗接种后,母乳喂养就不再是公共卫生问题了。

昆虫在幼儿感染中也可能起作用,下面将详细地讨论。我们很难确定昆虫传播到底有多严重,倘若有一天人类能够有效控制 HBV 的其他传播途径,届时如何解决昆虫传播 HBV 这一问题会显得更迫切。但疫苗接种也可能会解决昆虫传播 HBV 的问题。在有多个携带者的家庭中,儿童感染率较高,原因很可能是儿童与母亲及其兄弟姐妹都很亲近,因此可通过开放性皮肤损伤感染,或者通过共用各种个人和家庭物品感染。但我们发现家庭中父亲携带 HBV 并不会大大增加感染风险。这可能是由于父亲与孩子的互动比母亲少,至少在研究已经完成的地区确实如此,这个结果也印证了母亲们的普遍看法,即父亲陪伴孩子的时间不够多。

在年轻人中,性传播是最常见的传播途径。与预期结果相符,随着夫妻年岁增长,性生活减少,感染风险就会降低。无论是同性恋还是异性恋,只要性伴侣数量增加,则 HBV 感染的风险就会升高,其他性病的发病率也会增加。由梅毒、淋病和其他性传播疾病引起的生殖器部位开放性病变可能会加快 HBV 的传播。其他血源性病毒也可能通过性传播。由于媒体广泛宣传,大家都知道艾滋病会通过性传播,这一点导致了性观念至少在一段时间里发生重大变化,使得 20 世纪 60 年代和 70 年代的性解放不至于没有约束。在艾滋病开始流行之前,卫生部门很清楚 HBV 会通过性传播,但这并没有对公众观念产生太大影响。可能是因为人们过去认为肝炎是相对良性的疾病,通常结局都是康复。当时并没有多少人知道,慢性感染也可以导致严重后果,但艾滋病感染的致命性作为一种威慑,至少在一些地方非常有效。HCV 和人类嗜 T 淋巴细胞病毒(HTLV)也可通过性传播。在大多数情况下,HBV 的性传播风险高于其他病毒。

包括文身在内的仪式行为则成了年龄稍大的儿童和成人的传播途径。文身可能是 HBV 在土著社会传播的一个重要因素。在土著社会中,大部分人在参加大型群体活动时都要进行仪式性的文身。文身在较为发达的国家也有影响。20 世纪 70 年代及之前，文身馆的客户有限，仅有诸如偶尔驻留的水手以及其他明确的社会群体。我还依稀记得以前我差点就给自己文身，十几岁那会儿我当过水手，参加过一次休闲聚会，最后的活动就是集体文身。我已经选好了要纹的内容，具体我记不清了，可能是"宁死不屈"这几个字叠在一把插在心脏图案的匕首上，也可能就是简单的"妈妈"二字，但到了快文身的时候，我仿佛又变回了那个听家长话的乖小孩，在一片嘘声中拒绝了文身。近几十年来，文身变得更加普遍，也更加复杂。在发现 HBV 前，文身用的针头有时会一连用在好几个客户身上，通常不会进行严格消毒来杀灭针头上的 HBV。在有能力检测 HBV 之后，公共卫生部门明确指出针头穿刺也是一种传播途径，并且许多地区都通过了法律，要求使用一次性针头。这让许多人免于遭受急性或慢性 HBV 感染的痛苦。

但还有大量其他仪式行为可以将血液和血源性病毒从一个人传播到另一个人身上。我的医学人类学班上有一位学生，她写过一份学期论文，当中汇编了各种仪式行为和图片，包括皮肤瘢痕文身术、仪式性包皮环切术 [1]、针灸、歃血结拜为兄弟姐妹 [2]、静脉吸毒者共用针头等。疫苗接种将明显降低这些行为伴随的风险。这些行为会对 HBV 感染的总体风险有多大影响现在尚不清楚，但在美国，非法吸毒人员之间传播肝炎是急慢性 HBV 肝炎最常见的原因之一，也是 HCV 和 HIV 传播的主要途径之一。自 20 世纪 80 年代以来，有许多患者、医生和患者家属就 HBV 和 / 或 HCV 引起慢性肝炎的事咨询我，都是因为 20 世纪 60 年代和 70 年代毒品泛滥，那些患者在青年时期进行静脉吸毒所致。每个故事都很沉痛悲惨，患者往往是成功人士，与妻儿一起幸福地生活在郊区，享受着体面的中产阶级生活，但可能体检做了血常规之后，或者身体出现了轻微症状，他们才知道自己是携带者，并且可能已经持续几十年了。一个无忧无虑的青年因为贪图一时快感，到了中年却持续受病痛折磨，这是一个可怕的讽刺。

20 世纪 60 年代末，我们与美国肯塔基州诺克斯堡的陆军医学研究实验室的科学家合作，对装甲旅的 1600 多名军人进行了研究，包括当时刚从越南返回的士兵和尚未到过东南亚的新兵。返回的老兵中 HBV 携带者的比例（约 0.7%）[3] 显著高于新兵（0.2%）。在 20 世纪 70 年代早期，我们又进行了更大

---

[1] 在许多文化中，当一群儿童长到一定年龄时，可能会对他们进行大规模的包皮环切术，使用相同的包皮环切器械连续对多人进行切割，两次使用之间未进行充分消毒。

[2] 我在宾夕法尼亚大学教授医学人类学课程时，有一个班级称他们很多人和自己的朋友或近亲用刺破手指混合血液的方式建立了所谓的血缘关系。这似乎是西方城郊地区常见的民间习俗。

[3] 这些研究是用灵敏度低的免疫扩散法检测 HBsAg。如果采用放射免疫分析法检测，患病率将更高。

规模的研究,涉及近 2 万名参加越南战争的老兵和新兵。我们还获得了正在戒毒的老兵的数据。我们得出结论,在所有返回的老兵中,HBV 携带者比例的增加主要缘于吸毒者中携带者的占比大幅增加,达到 2.5%。虽然返回美国的携带者总数很高,但成为携带者的士兵占比很低,不到 1%。大部分士兵肯定接触了 HBV,在出现或不出现急性肝炎的情况下产生了抗 –HBs,并已恢复。事实上,急性肝炎是越南军队患病的主要原因之一,其中有很多病例可能都是使用不卫生针头的后果。

HBV 也有一些奇特的传播机制,这证明这种病毒很聪明,能够想办法找到受害者让自己继续传播。定向越野在许多欧洲国家和其他国家都是一项受欢迎的运动,在瑞典也同样如此。定向越野要求运动员凭借地图和指南针,在森林和田野中奔跑抵达所有设置好的点标而不迷路,并在竞争对手之前到达终点。无论男女老少,凡是运动爱好者都会参加这项健康的户外运动。但在 20 世纪 70 年代,有报道称数百名定向越野参加者感染了乙肝。这到底是怎么回事?流行病学调查揭示了可能的原因。当时,运动员们通常穿着短裤穿过灌木丛。这些运动员常常会因腿部裸露,在经过林下灌木丛时出现多处轻微皮肤割伤和擦伤。在一些休息站,提供了水和毛巾来清洁沾满血迹的腿。此外,在常用作赛道的植被上还会有少量血液残留。虽然乙肝携带者在斯堪的纳维亚很少见,但也足以污染用于清洁腿部的水和植被。解决办法?在预防医学中,如果传播机制已知,解决措施便水到渠成。现在运动员穿过树林时会穿上腿套,情况大大好转。

HBV 对人类行为重大变化的适应也体现在计算机的使用中。20 世纪 70 年代,有一份报告称 HBV 在一家医院传播,该医院当时新安装了一个计算机系统,用于记录和传输实验室数据。[4] 很久以前(站在计算机的时间尺度上看),人们用 IBM 的穿孔卡片机记录数据,以便输入计算机。该医院的计算机系统需要将穿孔卡从诊所移动至医院的实验室及其他地方。我还记得纽约的下百老汇有一次纸带游行,这样的卡片漫天飞舞,年纪大一点的人若还记得那天无处不在的穿孔卡,就知道那些卡片边缘锋利,很容易划伤皮肤。显然,这样的伤口已经足以让病毒从带有受污染血液标本的卡片传染至几个接触过这张卡片的人。这是 HBV 适应性的另一个显著例子!显然,一个只有 4 个基因的微生物并没有什么计划策略,但停下来想一想这些计谋的"聪明之处":适应

---

4   C. P. Pattison, D. M. Boyer, J. E. Maynard, and P. C. Kelly, "Epidemic Hepatitis in a Clinical Laboratory: Possible Association with Computer Card Handling," *Journal of the American Medical Association* 230(6)(1974): 854–57.

人类的行为以确保感染成功。

　　在出现可能导致血源性传播的人类行为（如使用针头和其他刺穿皮肤的医疗器械、吸毒等）之前，病毒传播的主要途径如上所述，包括垂直传播、性传播和家庭内传播。HBV 已经设法融入人类延续自身的主要活动：分娩、性交和家庭互动。在病毒宿主进行这些活动的时候，病毒可在受感染者体内复制，在血液中维持相对高水平的感染性病毒。尽管感染可能发生在出生时，甚至出生前，但 HBV 携带者到了四五十岁乃至更大的岁数才可能出现慢性肝病和原发性肝细胞癌，然后因此而死亡。人到老年后，传播的可能性大大降低，病毒才会杀死宿主。似乎只要人类能为其传播的目标服务，病毒就与人类共生，不再需要人类时，就加速其人类"伴侣"的死亡。

　　但这是真正的共生吗？人类宿主有从中获得任何好处吗？多态性特征有优缺点，我们有理由相信 HBV 携带状态是多态的（即我们假设导致和防止慢性感染的基因具有多态性），因此携带状态可能有一些优势，当然这只是一种可能。我举个例子来说明什么是可能的优势。

　　多年来，我们研究了体内铁贮存量与携带状态的发生和保留之间的关系、HBV 在宿主体内的复制，以及慢性肝病和肝细胞癌的发病机制之间的关系。我们发现 HBV 携带者的储铁蛋白水平显著高于感染后产生抗 –HBs 的人或未感染者。换句话说，与非携带者相比，携带者从膳食中吸收了更多的铁。这在膳食铁含量低的地区可能是一个优势，对于那些需要铁以改善代谢并促进血红蛋白生成的年轻人来说尤为如此。这对育龄女性也是一个优势，因为即便是在膳食营养充分的地区，育龄妇女也需要在怀孕期间及其他时间补充铁剂。[5] 宿主在几十年后出现慢性肝病和 / 或肝癌时，携带状态的问题才会表现出来。然而在近代，人类预期寿命只有短短几十年，还未等到 HBV 感染造成伤害，HBV 携带者就已死于其他原因。

　　HBV 携带状态可能还有其他好处。例如下文会说到，HBV 携带者的家庭中男性儿童的患病率增加，可能在某些社会中会具有优势。但是想象得到，关于 HBV 携带者获益的研究很少，人们通常不认为病毒对其人类宿主有任何价值。

---

[5]　我们对体内储存和转运铁的铁结合蛋白进行了许多研究，但受限于时间和篇幅，在此不再细述。我们的结论与大量其他研究一致，铁储量的增加有助于保持携带状态，并增加患慢性肝病和肝癌的风险。Richard Stevens 是一名流行病学研究生，在我的实验室工作了很多年（也是我的跑步老师），完成了这项研究的大部分内容，这些内容都是他博士论文的一部分。他发现，体内铁的储存量增加会增加患多种癌症的风险，这一重要发现对癌症的预防和治疗有许多启发。

其他动物中的嗜肝 DNA 病毒

在人类以外的动物中发现 HBV 病毒非常重要，不仅有助于研究受感染动物与病毒的共同进化，而且有助于研究整个病毒家族的复制过程。此外，这样的发现对动物本身的疾病诊断乃至治疗都具有价值。

在其他物种中发现新的 HBV 样病毒是一个很偶然的过程，完全出乎我们的预料，这也是科研的特点。我来说说我所知道的发现过程。

一家地方药企给了我们一只感染了 HBV 的长臂猿。他们担心如果留着这只动物，可能导致操作人员和其他人受到感染，所以给我们用于研究。为了确保动物得到适当照顾，我们将它安排到了费城动物园，这是美国最古老的动物园（费城充满了各种"最古老"的设施），由首席研究员 Robert Snyder 博士照顾。我们未在动物身上进行实验，但仔细观察了动物是否出现任何疾病体征，并不时采集生物标本进行实验室研究。我们偶尔会去动物园与 Robert 交谈，有一次我们提到对肝癌感兴趣。他说我们算是来对地方了。他多年来一直在研究美洲旱獭（也称土拨鼠），博士论文就是写的美洲旱獭的性别比例。他主要在宾夕法尼亚州中部的 Letterkenny 军火库进行实地研究，那里面积巨大，储存了军事装备和用品。弹药储存在巨大的地下弹药库中。美洲旱獭会挖土钻地，因而会影响军火储存的安全性。军方希望彻底了解这些活跃动物的生理习性。美洲旱獭也是美国东部许多地区农业面临的主要问题。

Robert 在动物园围场里饲养了相当数量的动物，多年来，他发现其中多达 30% 的动物死于原发性肝癌，而在野外捕获的动物中，发生肝癌的数量要低得多。野生美洲旱獭显然没有费城动物园中饲养的动物那么长寿，因为动物园中的环境更好。动物在野生环境中寿命相对较短，假设其寿命与饲养动物一样长，可以推测其肝癌患病率也会非常高。

Fox Chase 癌症中心的病毒学家 Jesse Summers 刚好在那时表示对研究 HBV 有兴趣，此前他一直都在研究其他病毒。他当时在寻找一种更适合研究病毒复制的动物，不知道是为什么，一开始他想研究鱼类，可能是因为热爱钓鱼。Tom London 建议他试试旱獭。我们之前就已尝试使用抗 HBsAg 的特异性抗体来检测 HBV 感染，但并未成功。Jesse 利用最近出现的分子生物学方法，鉴定出一种病毒，并最终在电子显微镜中观察到该病毒，将其命名为土拨鼠肝炎病毒（WHV）。同在 Fox Chase 癌症中心的 Bill Mason 随后和 Jesse 开始了研究，他们的研究让我们了解了这个病毒家族的复制周期。

　　由于在另一个物种中发现了 HBV 样病毒，这使得人们开始寻找更多的例证。第二种非人类 HBV 样病毒的发现同样也是一个偶然的过程。20 世纪 70 年代中期，中国的科学家向国际癌症大会提交了一份摘要，描述了一项原发性肝癌的大规模研究，涉及数千例病例。从论文中给出的数字可以明显看出，肝癌在中国也是严重的问题。据我们所知，在中国，肝癌患者数量远远多于其他国家和地区。乙肝疫苗和最近所有关于 HBV 的研究结果将在这个广阔的国家大有作为——当时中国人口或超 10 亿。中国当时未与美国建立外交关系，因此鲜有西方来访者。我写信给卫生部门，表示有兴趣去中国讨论该领域研究的最新进展，尤其是疫苗。我得到了答复，但就没有下文了。然而，在 1976 年我获得诺贝尔奖后不久就收到了中华医学会[6]的邀请，去和中国的科学家进行学术交流。我在 1977 年 10 月到访中国，那时候中国还没有实施改革开放，这次中国之行很迷人，很遗憾没有足够的篇幅来叙述所见所闻。我访问了各大城市，并与成千上万的科学家沟通交流。我在中国的旅行主要由孙医生陪同，他是一位资深科学家，之前一直从事理论生物物理学研究。后来，他被派到广西桂林自治区的农村行医，那时他便意识到肝细胞癌的严重性。他为该领域做出了重要贡献，从一名全国性的专家成为国际公认的肝炎专家。同行的还有李先生，他是中华医学会介绍的向导。

　　完成安排的讲座后，我晚上有很多时间与孙医生一边散步一边交流。他告诉我，在中国肝癌高发的地区，家鸭也频发肝癌。这是很有趣的观察，坊间传闻往往能变成重要的研究项目。血液样本采集自中国江苏省启东市的鸭子，这些鸭子后来被送到我的实验室，交给研究土拨鼠病毒的科学家 Jesse Summers 和 Bill Mason。在收到的 33 份鸭血样本中，有 11 份观察到与 HBV 外观相似的病毒。他们在研究过程中对美国家鸭（"北京鸭"，一种美国流行的品种，最初由中国的鸭子培育而来）进行疫苗接种，发现未接种的"对照"鸭子含有 HBV 样病毒！

　　这种病毒被命名为鸭乙肝病毒（DHBV），在美国许多鸭群中流行率很高。鸭动物模型已广泛应用于全类嗜肝 DNA 病毒复制和致病机制的研究。孙医生自己也在鸭子体内鉴定出一种类似的病毒。

　　回忆那段中国之行，我印象最深的是紧张忙碌的行程安排中的宁静时刻。大部分时间我都和中国科学家或党和政府的官员在一起，但似乎没有人介意

6　我想是因为当时美国和中国尚未建立外交关系，所以邀请是由中华医学会这个民间组织发给我这
　　个美国公民的。然而，我在中国接触的所有人都是政府官员，通常都是某位省部级领导到机场迎
　　接我，并为我安排了学识渊博的向导兼翻译。

我独处的时间会做什么。无论在城市还是农村过夜，我都会在清晨起床，出去跑八九公里。在北京，街道大都是空荡荡的，小公园和小巷中有很多人，老少都有，他们在一起安静地打太极。在桂林附近，我沿着一条河边小径跑了好几公里，途经农家小院和作物茂密的田地，穿过出工的农民，他们正从集体农庄住宿区步行或骑自行车前往农田。要知道当时可不是哪儿都能看到一个西方人在笨拙地跑步，但那里的人太有礼貌了，都不会盯着我看。我记得有一次周日，我们没有正事，孙医生和李先生带我去了一个茶馆，茶馆在一个宜人的小树林里，高耸挺拔的竹子后，一条波光粼粼的小溪在山间若隐若现。人们在用汉语交谈，偶尔会爆发笑声，孙医生或李先生会简短翻译一下交谈的内容，解释笑点是什么。不过大多数时候，我都心满意足地坐在那儿，听着他们富有节奏感的对话。虽然和他们坐在一起，我却像个旁观者，愉快地沉浸在自己的想法中。

十月底，北京天气寒冷，北边的西伯利亚刮来阵阵刺骨寒风。我买了一件巨大的加厚棉衣，到了晚上，戴上一顶同样臃肿的羊毛帽，独自上街行走。我混在一大群行人和自行车流中，不时地驻足在公用厨房或茶馆，体会这个巨大城市给我的感受。

如果论及对公共卫生的影响，这次去中国可以算是我最重要的国外之行了。我向对肝炎知之甚少的听众报告了有关肝炎的最新研究及其应用，还去了中国好几个实验室交流信息。我向他们介绍了我们的乙肝疫苗，提供了已经发表的专利副本，并帮助他们建立了与 Merck 公司的联系。因为我们已经与 Merck 公司签署了专利许可协议，中国政府后来和 Merck 公司就技术转让进行协调，开始建设疫苗生产设施。随后几年，访问美国的中国科学家会经常告诉我，他们听过我的讲座，我的访问对加速研究和启动目前大规模的疫苗接种计划有重要意义。

中国的疫苗接种计划规模可能是世界上最大的。然而，疫苗接种计划还是没有覆盖所有人口。这在一定程度上是因为疫苗成本较高。此外，如《纽约时报》(2001 年 8 月 20 日)所述，中国卫生部门担心 HBV 通过针头传播。当时，中国诊所里注射抗生素和其他药物很常见，尤其是儿童频繁接受注射。一次性针头和注射器成本较高，因而常被重复使用，且没有被充分消毒。这大大增加了传播 HBV 的可能性和感染率，特别是年轻人感染后更容易成为携带者。中国可能有着全球最多的 HBV 携带者，如果能有方法扩大疫苗接种规模，让全民接种疫苗，那么好处不言而喻。

回到美国之后，我们曾请求拨款机构提供额外经费，寻找其他的动物病毒，但他们认为这项研究的优先级低于其他研究而拒绝了我们的请求。他们认为已经有足够的动物模型，不需要在这方面继续探索。当然，我并不这么认为。在我看来，研究自然史以及动物与感染它们的病毒之间的进化关系虽然不会有任何直接的实际应用，但会扩大我们对病毒的理解。在对研究项目的投资方面有一个说法，无论是理论研究还是应用研究，都要找到最有可能"有利可图"的项目。这种资助思路看上去无懈可击，但有一个问题，全新的研究方向无法根据现有的知识来预测，因此按这样的思路投资很难有全新的研究进展。

尽管我们遇到了挫折，但仍在继续寻找其他病毒。美国斯坦福大学医学院的研究员 Patricia Marion 在加州地松鼠中发现了一种 HBV 样病毒。在这个偌大的校园里有较为荒凉的区域，这些地松鼠常常出没于桉树的落叶和树枝，发出窸窸窣窣的声音。她将病毒命名为地松鼠肝炎病毒（GSHV），并将携带该病毒的动物培育了几年，发现有许多都患上了原发性肝癌。HBV 样病毒也在野鸭、苍鹭（HHBV）、鹅体内检出，可能在树松鼠（TSHBV）体内也有检出。

出乎意料的是，DHBV 在病毒复制和病理学研究中效果很好。该病毒在家养鸭群中很常见（10%），主要传播途径为垂直传播。该病毒能够诱导免疫耐受。且通常情况下，鸭子不会出现肝病。同时，鸭子体内形成抗体的可能性较小，更容易研究鉴定病毒复制周期中的中间体。

这些病毒具有独特的复制形式，奇怪的是，它们与花椰菜花叶病毒这一植物 DNA 病毒的复制形式十分相似！想想这个观察结果具有多么有趣的进化意义。HBV 中有两条环状 DNA 链。每一条链都有缺口，一条 DNA 缺口较大，另一条缺口较小，因此它们实际上是线性 DNA 链。蛋白结合至较长 DNA 链（全长 DNA 链）的一端。病毒进入肝细胞后脱壳，从全长 DNA 转录[7]出一条全长 RNA 链。RNA 链被称为病毒的"前基因组"，转录完成后，RNA 链由核心蛋白包覆，与病毒的逆转录酶一并形成颗粒。然后，在核心颗粒内发生逆转录合成一条 DNA 链，前基因组随后被降解去除。从这方面来看，HBV 与逆转录病毒（如 HIV）相似，但在生物学的其他方面明显不同于逆转录病毒。第一条 DNA 链合成第二条不完整的 DNA 链。然后核心颗粒被表面抗原包裹，可能在细胞（网状内皮系统）的其中一个小细胞器中完成，接着将糖类添加至 HBsAg 后，病毒就已准备就绪，可以从细胞中释放到其他地方继续作恶。HBV 的 DNA 可以整合到宿主的 DNA 中，但这个过程不是病毒复制所必需的。

---

[7]　转录是以 DNA 为模板合成 RNA。这一过程最开始被认为是"真理"。

以前人类从没有见过病毒的这些特征，因此分类学家们决定将其归类至新的病毒家族——嗜肝 DNA 病毒科，即对肝脏有亲嗜性的 DNA 病毒。哺乳动物病毒（正肝病毒属）和禽类病毒（禽肝病毒属）之间具有高度的同源性[8]。HBV 与 WHV 的同源性大于 70%，GSHV 与 HBV 的同源性约为 55%。WHV 和 GSHV 的同源性为 82%。禽类病毒和哺乳动物病毒之间的同源性要小得多。WHV 与 HBV 还有其他相似之处，例如 WHV 可引起慢性肝病和原发性肝癌，但和 HBV 有着不完全相同的致病机制和复制过程。据我所知，旱獭肝炎模型是人类和另一个物种之间最接近的疾病模型之一，可用于人类疾病以及动物疾病的研究。正是由于这个原因，尽管饲养和护理旱獭并不容易，旱獭肝炎模型还是被广泛用于基础研究以及测试具有潜在 HBV 治疗价值的药物。

旱獭实验的成功很大程度上归功于美国康奈尔大学兽医学院的 Bud C. Tennant 教授的工作，他和同事们为这些动物建立了繁殖设施，并对嗜肝 DNA 病毒科与原发性肝癌的关系进行了一些重要研究。他们对繁殖设施内的旱獭进行了分组，其中 43 只旱獭在出生时接种疫苗，而另外 43 只旱獭在 8 周龄时接种疫苗。出生时接种的动物中有 13 只（32%）成为 WHV 的慢性携带者，而剩下 28 只清除了感染，未成为携带者（有 2 只动物在研究初期死亡，无法评价）。经过 3 年的观察，其中 11 只有慢性感染的动物发生肝细胞癌（HCC），清除感染的 28 只动物中，有 2 只发生 HCC。在 8 周龄时接种疫苗的旱獭有不同的结果，有 23 只发生 WHV 急性感染，但仅 3 只成为慢性携带者，当中有 2 只在观察 3 年后出现 HCC。该组中发生一过性感染的 8 只旱獭均未发生癌症。对照组 46 只未接种疫苗的动物在观察 3 年后均未发生 HCC。John Gerin 对这些康奈尔大学繁殖设施饲养的旱獭进行了扩展研究。纳入研究的实验感染旱獭数量更多，观察 3 年后发现，63 只 WHV 慢性携带者中有 61 只（97%）发展为 HCC，63 只一过性感染旱獭中有 11 只（17%）发展为 HCC。未感染 WHV 的 108 只对照旱獭在观察 3 年后均未发生 HCC。

这样的结果值得注意，它直接证明了 WHV 在原发性肝癌病原学中有重要作用。鉴于病毒和诱发的疾病的相似性，类比可推出，HBV 在人类 HCC 的病原学中也扮演了重要角色。研究结果还表明，出生后不久发生感染会大大增加成为 WHV 携带者的风险，发展为 HCC 的风险也随之增加。研究中有一个出乎意料的发现，尽管短暂感染 WHV 的动物发生 HCC 的风险远低于携带 WHV 的动物，一些短暂感染 WHV 的动物最后也发生了 HCC。曾经有一种假

---

[8]　同源性是衡量不同病毒 DNA 序列相似性的指标。

设，急性肝炎不会使人患上肝癌，而 HBV 慢性感染才会。这些研究给出了最令人信服的实验证明，即癌症可以由病毒引起。需要指出的是，旱獭原发性肝癌的分子生物学不同于人类。在人类中，HBV 的 DNA 并不经常整合至邻近致癌基因或抗癌基因的区域。然而，在约半数土拨鼠的肝癌病例中，WHV 序列整合在 N-myc2 基因附近，这是已经经过大量研究的致癌基因。这可能解释了为什么 WHV 在其宿主中具有很强的致癌性。在地松鼠肝炎病毒中并没有发现这种与 myc 基因相关的整合现象，肝癌的发生率也要低很多。病毒产生的其他蛋白质也可能在致癌过程中发挥作用。

嗜肝 DNA 病毒在其他物种中如何演变进化是一件很有意思的事。病毒是从什么物种开始的？是否从一个物种传播到下一个物种，如果是的话，传播机制是什么？还是说病毒有独立的起源？在其他物种中是否存在类似病毒，但因缺乏研究经费而尚未被确定？人们可以看到不同病毒和它们的宿主之间有着广泛复杂的相互作用，从狭义的进化意义上看，病毒和人类并没有联系，但在共存的环境中两者却有着紧密的联系。在过去的几千年里，病毒和它们的宿主或其他可能的媒介之间相互作用，形成了一种神秘的模式。达尔文在《物种起源》结尾部分创造了一个"树木交错的河岸"的比喻，被大家广泛引用，内容如下：

> 凝视着树木错杂的河岸，种类纷繁的无数植物覆盖其上，群鸟在灌木丛中鸣唱，各色昆虫飞来飞往，蚯蚓在湿土里穿行……我不禁默想，这些构成的物种，彼此相异，又以如此复杂的方式相互依存，而它们无不出自作用于我们身畔的共同法则，这是多么有趣。这些法则，就其最广泛的意义来说，就是伴随着"生殖"的"生长"、几乎包含在"生殖"之内的"遗传"、由于生活条件的间接作用和直接作用以及由于使用和不使用所引起的"变异"、生殖率如此之高以致引起"生存斗争"，因而导致"自然选择"，并引起"性状分歧"和较少改进的物种的"灭绝"。这样，从自然界的战争里，从饥饿和死亡里，高级动物随之而生，我们由此体会到生命最可赞美的目的。"造物主"只将生命的能力赋予一个或少数物种，而物种在这个行星按照既定法则继续运行时，最美丽和最奇妙的物种从如此简单的开端自然演化而生，如今还在继续演化着。这种观点是极其壮丽的。[9]

---

[9] C. Darwin, *The Origin of Species* (New York: Random House, 1993), 648. 我很感谢 J. N. Gardner，他在讨论生物学复杂性时援引了这一生动描述。(J. N. Gardner, "The Selfish Biocosm," *Complexity* 5 [2000]: 34–45.)

其他非人类病毒能否跨越物种界限感染人类？虽然相关流行病学研究比较少，但目前没有证据表明非人类病毒能跨越物种界限感染人类。跨物种感染确实可能发生，比如 GSHV 可以感染旱獭。目前，人类与这些动物接触似乎很少出现公共卫生问题。医学史告诉我们，环境和相互作用会发生变化，如果动物和人类之间的行为和关系发生奇特、不可预测的变化，就可能发生动物到人的病毒传播。显然，越了解非人类病毒，就越有助于我们为未来可能发生的跨物种感染做好准备，可能还能预防其发生。

昆虫

为什么我会对 HBV 的昆虫传播感兴趣？这可能缘于我在热带医学方面的经验。在热带地区，人类疾病可归因于两个主要问题：人类粪便对水和食物的污染，以及各种昆虫（多为蚊子）传播致病因子。众所周知，在肝炎研究领域中，Alfred Prince 是为数不多的研究昆虫传播的科学家。他在热带地区，主要是西非，工作了很多年。此外，还有很多因素让我对 HBV 的昆虫传播有兴趣。许多病毒是通过蚊子传播的。在 HBV 流行地区，昆虫是疾病的常见传播媒介。最重要的是，尽管控制昆虫传播 HBV 很困难，但完全是可行的。

在乌干达访问期间，我完成了第一次蚊子采集。我在居民区旁的野生动物园进行了夜间采集，采集活动让人非常焦虑。野生动物管理员告诫我不要在黑暗中或黎明时分到处乱逛，因为河马会在那时寻找进出这条河的路。当然，到了夜里，狮子和其他食肉动物也很活跃。我必须要用小电池来散发光线吸引蚊子，同时驱动风扇把蚊子困在陷阱里，这些电池只能维持大约 10 个小时。如果电池电量耗尽，风扇就会停止，蚊子就会逃跑。天黑之前，我会跑进灌木丛，在村舍附近的树上安装陷阱，然后在最后一缕阳光消失之前迅速跑回村舍。第二天一早，经过一个不眠之夜，我会再跑出去，试着用嗅觉和听觉避开那些可能在附近徘徊的动物，并把捕到的虫子拿回去。接着，我会把它们冷冻起来，并找到运输工具尽快运出去。我也在埃塞俄比亚进行了几次蚊子采集。

在蚊子中检测到 HBV 有较高的流行率，部分种类蚊子的感染率甚至高达 1 : 100。随后，宾夕法尼亚州医学昆虫学家 Bill Wills[10] 在塞内加尔采集蚊子，

---

[10] Bill 之后来到我的实验室从事 HBV 的医学昆虫学研究。他是个好同事，也是个好朋友，年轻时曾参加朝鲜战争。他告诉我，回到美国后，他在公交车终点站的一所大学就读了，也就是加州州立大学奇科分校，他在那里获得了昆虫学学位。

再次发现了较高的感染率。Bill 等人还发现,受感染的蚊子在热带和温带的其他地区非常普遍。研究人员可以通过喂食 HBV 携带者血液的方法来感染蚊子。

虽然昆虫饲养室具有多重保障措施,蚊子都被关在屏蔽的笼子里,但仍然有几只在房间里飞行。这时我意识到与蚊子一起工作也有风险。在这样的实验体系中,蚊子可能感染了 HBV,无须多想就知道,乱飞的蚊子能带来多严重的问题。因此,我们转而研究其他昆虫,尤其是臭虫。Bill Wills 在塞内加尔,Walter Ogston 在马来西亚的沙巴进行了研究[11]。Walter 等人发现,采集自塞内加尔 HBV 携带者床上的热带臭虫 (Cimex hemipterus) 中 60% 感染了HBV。这是我们所了解的所有昆虫中感染率最高的。从 HBV 携带者身上吸入血液后,HBV 在臭虫体内会持续存在数周,在排出的粪便中也会持续数周。这就提出了一种可能性,即臭虫可以提供一种传播机制,将病毒从一张床的使用者传播给另一个人。同一张床的另一个人被同一只昆虫叮咬,或者是摄入或吸入了床上的昆虫粪便灰尘,就以一种非性病的方式完成了病毒的传播,这种传播方式可一点都不浪漫。这就解释了母亲是如何传染给同床新生儿的。

尽管这些实验提示一定的可能性,但从未有任何确凿的证据表明臭虫会导致 HBV 的传播。伦敦卫生与热带医学院的 Andrew Hall 参与了在西非冈比亚展开的一项大规模流行病学研究,这个研究旨在揭示乙肝以及接种疫苗对预防肝癌的影响。1994 年,他和同事们完成了一项严谨有趣的研究。他们找到几个 HBV 携带者数量非常多的村庄,选出尚未感染 HBV 的人群,分为两组。对一组床位进行消除臭虫处理,另一组床位不进行任何处理。研究人员在接下来的两年里对这些人进行了检查,以比较两组 HBV 感染率。未处理组的感染率约高出处理组的 17%,但该结果并无显著的统计学差异。Andy 得出结论,即使臭虫会带来传播影响,影响也不会很大。也有一种可能,即臭虫的传播影响仍是相当有效的,但是其他的传播方式更加有效,以至于掩盖了臭虫传播疾病的影响。流行病学告诉我们实际发生了什么,而实验研究则告诉我们可能发生了什么。目前,人们对于昆虫传播的研究兴趣还不是很大。

不出所料,我们无法说服拨款机构资助更复杂的研究,例如,确定 HBV是否在昆虫中复制。国防部是医学昆虫学为数不多的资助机构之一。他们对蚊子传播的病毒感兴趣的原因可能是这些病毒常见于军队所在的热带和亚洲地区,或者是未来军队可能驻扎的地方,也可能是他们想要防止敌人使用昆

---

[11] Walter 是 Alexander Ogston 的儿子。Alexander Ogston 是我在牛津大学研究生学位的导师。他在普林斯顿大学学习了生态学,并和我们一起研究昆虫。随后他在 Summer 的实验室做了 HBV分子生物学的开创性研究。

虫媒介传播生物战药剂。然而，我们并未进一步开展该项目。因为尽管昆虫传播很可能发生，但尚无任何令人信服的流行病学证据表明其是 HBV 疾病传播的重要因素。这个问题涉及复杂生物系统之间的相互影响，我认为非常有趣。例如，HBV 的 DNA 整合到受感染人类宿主的基因组中，传播 HBV 的昆虫会携带宿主 DNA 序列的片段吗？昆虫是否可以作为一种机制将遗传物质从一个人转移到另一个人，不进行有性生殖而对它们所叮咬物种的进化史产生影响？当然，这是猜想，但猜想是科学乐趣的一部分。

对 HBV 和昆虫的研究以一种出人意料的方式得到了应用，虽然很奇怪，但却很重要。20 世纪 80 年代初，艾滋病以惊人的速度蔓延，令人十分担忧。美国佛罗里达州西棕榈滩的 Belle Glade 社区有着极高的艾滋病发病率，引起了媒体的广泛关注。[12] 根据初步观察，这些病例不能用艾滋病传播的常见风险因素解释，如性传播、垂直传播和吸毒。该地区极高的流行率默认归因于蚊子，因为蚊子在该社区非常常见。这引起了公共卫生官员、艾滋病活动团体和政府的高度警惕。如果蚊子能够传播 HIV 病毒，那么整个社会环境对艾滋病患者和 HIV 携带者将变得更加苛刻。如果存在昆虫传播，意味着在 HIV 携带者附近活动的蚊子可能会给周围的人带来更大的感染风险。这种可能性所引发的恐惧可能导致人们普遍要求将艾滋病毒感染者驱逐出社区。为了调查 Belle Glade 的问题，美国国会技术援助办公室（向国会提供医学及科学事项建议的部门）决定在华盛顿召开的会议上审查整个事件。

由于 HIV 和 HBV 在流行病学和病毒学方面很相似，我受邀对关于昆虫传播 HBV 可能性的数据进行回顾。尽管在自然界中没有任何实际传播的例子，我们有大量证据表明 HBV 可通过昆虫传播。但很少甚至没有数据能支持昆虫传播 HIV。那次会议讨论很热烈，因为一些人固执地认为昆虫是 HIV 传播的原因，而且这会引起更广泛的问题。会议最终得出结论，HIV 并不会通过昆虫传播，这极大缓解了人们的焦虑。

HBV 和性别

我承认，很难想象 HBV 存在性别偏好。当然，病毒没有什么偏好，只有 4 个基因的微生物怎么会产生偏好？但实际上 HBV 对男性和女性的攻击力

---

[12] K. G. Castro, S. Lieb, H. w. Jaffe, J. P. Narkunas, C. H. Calisher, T. J. Bush, and J. J Witte, "Transmission of HIV in Belle Glade, Florida: Lessons for Other Communities in the United States," *Science* 239 (1988): 193–97.

不尽相同，相比对男性，病毒在某些方面对女性手下留了情。在最早的流行病学研究中，我们发现几乎在所有人群中，男性 HBV 携带者的数量均高于女性。我们还发现，女性感染 HBV 后比男性更可能产生乙肝表面抗体（保护性抗 –HBs)，男性比女性更可能成为 HBV 携带者。在慢性肝病和原发性肝癌患者中，男女比例可能达到 7∶1 或 8∶1，甚至更高。

　　父母对感染 HBV 的应答与其后代性别有关，这也许是最奇怪的一个现象。我来说说这些数据，但要注意，这些研究大多来自我们的实验室，结果还没有得到明确证实。也许这是因为病毒学家通常不会认为病毒对人类性别有影响，我也得承认，这并不像一个合理的观点。

　　我们在希腊北部的一个小省城进行了首次观察，选择该城镇进行研究的原因是这里有很多 HBV 携带者。大部分的实地调查和分析都是由宾夕法尼亚大学人类学研究生 Jana Hesser 完成的。我们在希腊有两位同事参与了实地调查工作并对数据进行分析解读，他们是儿科医生和遗传学家 Joanna Economidou 以及欧洲和国际知名肝炎专家 Stefanos Had–ziyannis。我们实验室的技术员 Jean Drew 对性别研究产生了兴趣，并做了大量的分析工作。Ed Lustbader 很有创造力，他用独创的统计方法处理非常复杂的数据。

　　我们对社区大部分人口进行了抽样，获得了总共 390 个家庭中 326 名妻子和 248 名丈夫的数据。我们评估了对病毒的两种宿主免疫反应，发现感染者要么成为持续感染多年的携带者，要么产生抗 –HBs。前者更容易受到 HBV 感染的长期影响，乃至出现慢性肝病和原发性肝癌，后者的抗 –HBs 通常会对再感染和疾病提供终生保护。个体在感染时的应答对他们的命运有很大的影响：要么出现疾病，要么保持健康。正如我之前所述，男性更有可能成为携带者，而女性更有可能产生抗 –HBs。[13]

　　对父母的血清进行检测，确定其是携带者、HBsAg 呈阳性者还是曾有抗 –HBs。Jana 和其他人还收集了受试家庭后代的数量和性别信息，按家庭类别排列结果。这些家庭被分为以下类型：①如果父母任何一方是携带者，则为"携带者"家庭；②如果父母任何一方有抗 –HBs，则为"抗体"家庭；③如果没有 HBV 感染的证据，则为未感染家庭。计算性别比例显示，携带者家庭

---

[13] 有人认为，这可能是由于在日常活动中，男性更有可能受到感染，因此更有可能成为携带者。有各种各样的原因证明事实并非如此。Tom London 对肾透析患者的研究提供了令人信服的证据。在制定控制措施之前，HBV 感染在肾透析患者中极为常见，因为他们需要输血，且 HBV 可通过透析机传播。他对费城的透析患者进行了数年的研究。男性和女性透析患者感染风险相等，但感染时，男性更易成为携带者，女性更易产生抗 –HBs。这些差异并不绝对，但是不同性别确实很有可能对 HBV 产生不同应答。在透析中心，男性和女性的活动大致相同，不会造成这种差异。

的男女性别比例显著高于抗体家庭,即男孩与女孩的比例要更高。未感染家庭的男女比例近似。此外,性别比例增加是由于携带者母亲生下的女孩数量减少。

这是相当值得注意的发现。干扰人类性别比的因素非常少,性别比是物种生物学特征中最稳定的特征之一。由于性别比对种群规模有潜在影响,这个发现很可能影响人类的进化史。由于潜在的重要生物学意义,我们测试了其他人群。1973 年我们在希腊完成了实地研究。直到 20 世纪 80 年代中期,因为巴布亚新几内亚、东格陵兰岛和菲律宾吕宋岛有大量 HBV 携带者,我们在这些地方做了类似的研究(我们在这些研究中能够使用为其他目的采集的样本)。这些研究的结果基本上都支持我们在希腊的原始观察结果。有不止一篇其他实验室已发表的论文证实了我们的发现。

如何解释这种现象?这是否意味着 HBV 对其宿主后代的性别有影响?我们提出了各种假设。其中一种假设是 HBV 的基因组及其产物与 Y 染色体(仅男性才有)上特定的性别决定区之间存在某种关系。例如,HBV 可能与男性 Y 染色体上的该区域结合,但女性无 Y 染色体,且 HBV 与女性性染色体结合较少。这可能意味着病毒不会在处于发育期的男性胎儿中复制,而在女性胎儿中复制。病毒在女性胎儿中的复制会增加妊娠终止的概率。因此,在携带者家庭中,出生的女童会更少,性别比会更高,这种现象与我们的观察结果一致。

我们还建议结合人的行为特征以及直接的生物效应来解释性别比的升高。在许多社会中,父母更喜欢儿子而不是女儿。与带 HBV 抗体的家庭相比,在携带者家庭中这种偏好会进一步影响性别比。如果我们的数据无误,在携带者家庭中,生男孩的可能性比带 HBV 抗体的家庭大。携带者家庭的父母可能会继续生孩子,直到男孩的数量满足他们的需求,比如两个男孩。在有 HBV 抗体的家庭中,生女孩的概率会更高。父母也可能会继续生孩子,直到男孩的数量满足他们的需求。这就会导致有 HBV 抗体的家庭规模更大,女性占比更高。

如果我们对性别比的观察是正确的,能得到其他研究的证实,那么可能会在政治和社会领域造成影响。多年来,中国政府都在实施计划生育的政策。但显然,中国文化有对男性的偏好。普林斯顿大学的 Ansley J. Coale 教授是美国重要的人口统计学家,他发表过一篇有关在中国观察到的高性别比的论文。他认为,中国女孩的出生率明显较低。除了可能是因为人们溺杀女婴之外他找不到其他生物学解释。不用想也知道,他的推测被媒体大肆报道。我向他指出，女孩出生率低可能有生物学上的解释。中国是世界上 HBV 携带者流行率最高的国家之一，华南地区尤甚。如果我们在希腊和其他地方观察到的结果（携带者与后代性别之间的关系）同样适用于中国，那么女孩出生率明显较低就有了生物学解释。Coale 教授派了他的学生来重新分析我们的数据，他得出了与我们相同的结论。据我所知，中国还没有关于 HBV 和性别比例的研究。但显然，特别是现在中国在大力推动疫苗接种计划的时期，这种研究很有必要。如果疫苗接种项目如早期试点的结果一样有效（详见下文），则下一代携带者数量就会减少。这会不会降低性别比？会不会影响那些希望生男孩的中国夫妇组建小家庭的意愿？

疫苗接种计划：首支成功的癌症疫苗

流行医学杂志上经常会探讨癌症疫苗的概念。癌症疫苗通常是指一种抗原或一种能产生抗原的物质，这种物质可以治愈癌症患者。目前还没有广泛使用的有效的抗癌疫苗。一般而言，疫苗通常用于预防疾病。对有接触感染原风险的个体接种疫苗，能够显著降低其患病风险。HBV 疫苗似乎能有效预防感染，而且由于 HBV 病毒是引起约 85% 的肝细胞癌的病原，它作为一种癌症疫苗应该是有效的——也就是说，它是一种可以预防这种常见癌症的疫苗。现有的初步证据表明确实如此。

约 90 个国家有国家 HBV 疫苗接种计划。这些国家包括许多东亚国家，它们是世界上 HBV 病毒感染和 HBV 病毒携带者最多的国家。因此，居住在世界高发地区的人口中约有 60% 接种了疫苗。其中一些疫苗接种计划已经实施了 10 多年，我们可能会评估其有效性，观察其取得的成果。1996 年，3 年一届的国际病毒性肝炎和肝病研讨会在罗马举行，当时许多疫苗接种项目已经落实，下面我将简单回顾在这次研讨会上提出的报告 [14] 案例。

疫苗投入使用后，中国台湾的公共卫生部门立即意识到了疫苗接种计划的重要性。HBV 感染长期以来都是台湾的一个主要问题。台湾 HBV 感染流行率非常高，岛内有四分之三的人一生中可能感染 HBV。大约 15% 的人口是病毒携带者，HBV 在年轻男性中流行率更高。根据发病率和死亡率报告显示，在 20 世纪 70 年代的中年人群中，原发性肝癌是男性死亡的第二大常见

---

[14] 我在 1998 年 2 月 12 日至 17 日在费城举行的美国科学促进会会议（AAAS）介绍了题为"疫苗预防癌症：乙肝和肝癌"的论文，一些数据就取自该论文。

原因——不仅仅是癌症死亡的第二大原因,而是所有死亡的第二大原因。[15]

20世纪80年代初,政府赞助启动了控制乙肝的项目。[16]当时疫苗数量有限,因此有必要对不同人群进行优先级分类,对携带HBV母亲的新生儿给予最高优先级。这些新生儿有较高概率感染HBV并成为携带者,如果病毒在这些怀孕的准妈妈们体内复制活跃,那么感染的概率会更高。Palmer Beasley和他的同事在中国台湾研究发现,HBV携带者母亲的新生儿中有86%~96%会成为携带者。台湾在1984年7月1日开始了婴儿疫苗接种项目。孕妇HBsAg检测结果呈阳性的人也要接受HBeAg检测,以确定她们体内是否有病毒复制。所有携带者母亲的后代都要接种疫苗(需要在1年中注射4次)。如果母亲的HBeAg呈阳性,则婴儿还要注射丙种球蛋白。[17]1986年,疫苗产量增加,无论母亲是否是携带者,所有新生婴儿都要接种疫苗。1987年,所有未在出生时接种疫苗的五岁以下儿童都需补种疫苗,易感医护人员也在同年接种了疫苗。次年,携带者的家庭成员接受了疫苗接种,在随后的几年中,年龄较大的人群也接受了疫苗接种。

到了1989年,研究人员开始研究接种疫苗的效果,此时距离该项目第一批儿童接种疫苗已经过去了大约5年,之后几批儿童接种疫苗也已经过了一定时间。在1984年7月至1988年6月之间,共有331 428名新生儿出生,该研究纳入了255 854名新生儿。在1~2岁年龄段中,携带者流行率从1984年(计划实施之前)的10.7%下降到1989年(实施计划之后)的1.5%。疫苗在特定人群中的效果尤其令人印象深刻。在风险最高的儿童中(即母亲体内HBV复制活跃),流行率从90%下降到15%。在风险最低的幼儿(即其母亲不是携带者)中,未接种儿童的流行率为18%,而接种疫苗的儿童流行率

[15] 我在1978年9月访问中国台湾,卫生部门已经开始对献血者进行检测,并正在制订疫苗接种计划。在访问台北血库期间,我问接待方,如何处理HBV检测呈阳性的献血单位。他们回答阳性献血单位只会短暂保留,然后丢弃。我建议他们用超低温冰箱保存阳性供体血液,以备将来用于疫苗生产。1986年6月我再次去中国台湾时,台北捐血中心的一位医生来到研讨会,询问我能否重访血库。时值夏天,开车行驶在炎热拥挤的街道上,她告诉我,他们有了新的血库,其他地方也在建血库。他们采纳了我的建议,保存了HBV阳性的血液单位。当制药公司生产血源性疫苗需要HBsAg时,他们能够出售供体的血液单位,并将收益用于建新楼。到了血库后,我惊讶地看到墙上竟挂着自己的照片!我花了很多时间提建议,但当人们真的采纳建议时,我还是感到惊讶。这次他们采纳了我的建议。

[16] 陈定信及其同事在一篇论文中对该项目进行了综述。(D.-S. Chen, H.M. Hsu, C. L. Bennett, T. S. Pajeau, B. S. Blumberg, P.-Y. Chang, K. Nishioka, A. Huang, and J.-L. Sung, "A Program for Eradication of Hepatitis B from Taiwan by a 10 Year, Four-dose Vaccination Program," *Cancer Causes and Control* 7(1996): 305–11.

[17] 高免疫丙种球蛋白来源于血清蛋白,取自携带高滴度抗HBV的群体。它可快速提供一定剂量的抗体,预测宿主接种疫苗后会产生抗体。

仅为 0.2%，两者有显著的差别。

来自各地的报告在罗马的会议上或其他地方陆续发表。在美国，居住在阿拉斯加的美洲原住民（印第安人、因纽特人和阿留申人）HBV 携带者占比在全美国排在前列。美国公共卫生署通过印第安卫生署为美洲原住民提供医疗服务，1981 年至 1983 年间，美国公共卫生署为美洲原住民开展了疫苗接种项目。每 10 万人口的急性乙肝病例从项目实施前的 215 例 [18] 降至 1993 年的 7～14 例。在 1995 年，没有发现急性乙肝病例。这是对常见传染病非常快速的控制。中国有 1 亿的 HBV 携带者，在开展疫苗接种项目后携带者的发生率和流行率都大幅下降，韩国、冈比亚 [19] 和其他地方也同样如此。我本人从未听闻接种疫苗出现系统性的有害副作用最终导致疫苗接种项目终止的任何报道。

意大利是欧洲 HBV 携带者数量最多的国家之一，一直以来都是重要的科研及应用基地。意大利也是欧洲最早实施强制接种乙肝疫苗的国家之一，并且接种疫苗的效果非常好。例如，意大利南部那不勒斯肝病发病率很高，1983 年，那不勒斯附近的阿法拉哥拉社区开始了疫苗接种项目。在接种疫苗的人群中，HBV 的流行率大幅下降；在疫苗接种项目实施约 5 年后，5～10 岁男童 HBsAg 呈阳性的比例从 1978 年的 11.9% 下降到 1989 年的 1.6%，其他年龄组也出现了类似下降。在此研究中还有一些其他疫苗接种计划中也能观察到的意外发现。除了接种人群中携带者的流行率发生巨大变化外，未接种人群中 HBsAg 和抗 HBc（病毒感染的另一指标）的流行率也从 1978 年的 13.4% 下降到 1989 年的 7.3%。这提示接种组中携带者患病率的降低对未接种疫苗的携带者和易感者具有间接影响，不仅患病率降低，发病率也降低。一般认为，一旦感染 HBV，大多数携带者将会一直携带病毒（实际上，每年都有一小部分携带者不再携带病毒，但这远远低于阿法拉哥拉研究中观察到的下降幅度）。这是否意味着一个人经常与其他携带者接触就会保持携带病毒，而疫苗接种计划可以大大降低这种风险？若是如此，信息如何从两个载体的不同病毒之间传递呢？一般情况下，当附近携带者较少时，病毒降低滴度的选择性优势是什么？这些令人费解的问题有待更多数据解答。

---

[18] 按每 10 万人计算病例数是公共卫生中的一种常见做法，允许对不同人群进行比较。实际上，阿拉斯加的美洲原住民不到 10 万人（1990 年的人口普查显示为 86 000 人）。

[19] 冈比亚是被塞内加尔包围的西非小国，是非洲为数不多的几个有全国乙肝疫苗接种项目的地方之一。冈比亚也是英国医学研究理事会一家研究中心的所在地，这是自大英帝国和英联邦殖民时期保留下来的研究中心之一。这里在进行乙肝疫苗接种对肝细胞癌（HCC）发病率影响的重要长期研究。

在中国、韩国、冈比亚等国的例子表明疫苗接种项目取得了相当大的成功。如果疫苗接种项目可以覆盖非洲、南亚、中南美洲和其他地区等尚未启动疫苗接种计划的国家，并且能够使携带者接受治疗，那将会大大增加消灭HBV 的可能性。1989 年，我是在日内瓦召开的国际消灭乙肝病毒前景会议（International Conference on Prospects for Eradication of HBV）的发起者之一，会议讨论过这一点，未来很可能会再次提及。

乙肝疫苗的初始价格非常高。由于国际竞争加剧等原因，疫苗价格大幅下降。但对于许多国家的公共卫生项目来说，成本仍然太高，在 HBV 流行率很高的撒哈拉以南非洲尤其如此。幸运的是，微软公司的比尔·盖茨及其妻子成立的慈善基金会对包括乙肝疫苗在内的多类接种项目进行了大量资助，有助于在全球范围内控制 HBV 的蔓延。

原发性肝癌减少

有研究显示，在开展疫苗接种仅 10 年后，肝细胞癌的发病率也在下降，这是更令人兴奋的结果。由于中国台湾较早开展疫苗接种项目，因此一些最早、最全面的结果也来自那里。1994 年底访问台湾时，我与台湾大学公共卫生学院的儿科医生张美惠（Mei-Hwei Chang）有过交流。她和同事正在完成一项关于乙肝疫苗接种项目对原发性肝癌发病率和死亡率影响的调查。

1997 年 6 月 26 日，《新英格兰医学杂志》[20] 发表了张医生及同事的报告[21]，这是一篇简明、清晰且分析充分的科学论文。中国台湾有 2 100 万人口，有受监管的全民医疗体系。每个人都有一个登记号[22]，因此研究人员能以此链接不同数据库中保存的数据。张医生和同事们从台湾癌症登记中心获得了数据。这些数据准确度很高，当中有台湾所有的癌症病例。她们还从台湾死亡登记中心获得了居民死亡原因的数据，数据的准确度同样很高。而且为了确保准确性，她们再次对照医院记录核实了数据。

---

[20] 《新英格兰医学杂志》是最负盛名的临床研究杂志之一。论文被该杂志接受会给作者带来很高的声望，而且该杂志发行量大、影响面广。

[21] M.-H. Chang, C.-J. Chen, M.-S. Lai, H.-M. Hsu, T.-C. Wu, M.-S. Kong, D.-C. Liang, W.-Y. Shau, and D.-S. Chen, "Universal Hepatitis B Vaccination in Taiwan and the Incidence of Hepatocellular Carcinoma in Children," *New England Journal of Medicine* 336 (1997): 1855-59.

[22] 由于岛内每个人都有一个身份号码，本研究方能开展。美国没有类似身份号码，社保号码在某种程度上具有相同的功能。出于维护个人隐私和公民权的考虑，美国没有给国民派发身份号码，即使是出于医疗目的也不行。

在中国台湾，由 HBV 所致肝癌的发病率在 50～60 岁年龄组是最高的。但这种疾病在年龄较大的人群中比较常见，因此幼儿的发病率虽然远不及成人，却更具有统计意义。研究者决定使用 6～14 岁儿童肝细胞癌的发病率来研究（6 岁以下儿童可能出现另一种肝癌，肝母细胞瘤，此种肝癌与 HBV 无关）。在 1981 年至 1986 年间，疫苗接种项目尚未开始或尚未产生效果，肝细胞癌的年均发病率为每 10 万人 0.7 例；在 1986 年至 1990 年（疫苗接种项目开始后不久），年均发病率降至每 10 万人 0.57 例；到了 1990 年至 1994 年，年均发病率降至每 10 万人 0.36 例。发病率的下降具有统计学意义。死亡登记中心的数据也反映出肝细胞癌死亡率出现类似下降。从 1974 年到 1984 年，有 84 名 6～9 岁的儿童被诊断患有 HCC；在 1984 年至 1986 年期间，这个数字降至 1 名。即便该项目实施时间尚短，研究结果也已很好地证实了乙肝疫苗接种可以预防 HCC 的假说。

这些数据以一种纯学术的方式呈现在我面前，没有任何夸大的成分。但对我来说，结果令人震惊——世界上最常见的癌症之一似乎得到了控制。当然，以后的数据可能会改变这一结论。在科学中，下一个实验后面往往隐藏着意想不到的结论。但这些数据似乎预示着控制癌症最重要的方法之一。曾在世界卫生组织指导肝炎防治工作的 Mark Kane 博士说，现在接种疫苗预防 HCC 在防控癌症项目的重要性仅次于全球的戒烟干预项目。位于亚特兰大的美国疾病控制与预防中心称，乙肝疫苗是世界首款抗癌疫苗，[23] 希望未来会有更多这样的疫苗。

---

[23] 于 1998 年 4 月 30 日在美国疾病预防控制中心网站上发布（http://www.cdc.gov）。

第十二章 回到多态性和疾病的遗传易感性

本书前面讲到，HBV 的发现源于早期我们对多态性、人类多样性以及疾病的遗传易感性和抗病能力的研究。我们在 1967 年发现了 HBV，那时我们主要专注于病毒学、流行病学和临床预后等方面的研究，但并未放弃或遗忘最初对遗传易感性的研究。本章会讨论一些遗传学方面的进展，其中一部分来自我们的实验室，大多数来自其他实验室的成果，让我们回到遗传学本身。

如第三章所述，我们从 1956 年开始对多态性感兴趣，那时候我们开始研究几个不同人群中的血清蛋白和其他变体。1960 年距离发现 HBV 还有几年，我们在美国国立卫生研究院召开了一次会议，以多态性、疾病易感性和疾病分布的地理变异为主题[1]，并于次年发表了一篇同一主题的论文[2]。当时参会的是从事该领域研究的人口遗传学家、人类学家和生物学家，他们大多相互认识，但大概是意识到各自的知识体系相对孤立，他们之间一直保持着联系。表型是基因的蛋白质产物，在那个年代，科学家利用表型来研究多态性，用来推断出基因本身的存在。这项工作缓慢而又烦琐。自遗传学革命以来，科学家们已经能够通过更加快速的分子生物学方法来研究 DNA 的多态性。由此催生了一门基于人类基因组计划的全新科学——基因组学。与此同时，蛋白质组学领域也取得飞速发展，蛋白质组学主要研究 DNA 变异体产生的蛋白质变异体。说来也怪，这样看来，遗传领域的研究似乎恰好回到我们最初停下来的地方！让我们再来一起回溯相关遗传研究，以及遗传研究是如何与HBV 慢性感染的易感性和抗病能力产生了这种关联。

我在第六章谈到了家族研究。20 世纪 60 年代，我们通过家族研究检验了澳大利亚抗原是血清蛋白多态性的假说，它在我们称之为 *Au* 的基因座上分离。即使在发现乙肝病毒后，我们继续检验该遗传假说，不过做了些许改

---

[1] B. S. Blumberg, ed., *Proceedings of the Conference on Genetic Polymorphisms and Geographic Variation in Disease* (New York: Grune & Stratton, 1961).

[2] B. S. Blumberg, "Inherited Susceptibility to Disease: Its Relation to Environment," *Archives of Environmental Health* 3 (1961): 612–36.

变,试图确定对乙肝病毒的持续性攻击有易感性或抗病能力的基因。研究过程十分艰难:如果一个人遗传了易感基因型,但并未接触 HBV,那么该基因型并不会表现,只会在一定程度上按照预期的方式分离。此外,成为一名病毒携带者不仅取决于年龄和性别,环境中的其他因素也会有所影响。20 世纪80 年代 Ed Lustbader 重启了这项研究,他对中国家庭做了复杂的分析,纳入了更多研究变量。正如预测的那样,数据与持续性感染的遗传易感性一致。但 Ed 英年早逝,导致该项研究夭折。

等到分子生物学和病毒学赶上生物学的发展水平,HBV 的遗传学研究才得以进一步发展。分子生物学极大地提高了发现多态性的可能性,因为分子生物学方法可以用来鉴定碱基对序列中常见的遗传变异。在人类基因组计划中,多态性已经变得十分重要,因为多态性可被用来绘制包括导致遗传病的基因在内的主基因,构建基因图谱,这是人类基因组计划中的主要成果。现在自动化方法已经能够快速鉴定变异和多态性。在过去,发现多态性和揭示多态性与疾病的关系是一个耗时数年的大项目,而如今在几天之内就可以鉴定出完整的结果。

HBV 遗传学的研究道路崎岖坎坷,现在人们已经习惯了这条曲折的前进之路。在牛津大学的贝利奥尔学院(Balliol College),Adrian Hill 被任命为赫胥黎皇家学会研究员(Huxley Royal Society Research Fellow),当时我是院长(1989—1994)。我为他获得任命而感到高兴,因为他正在研究疟疾和其他传染病的多态性与疾病易感性,这正是我感兴趣的主题。我和 Adrian 组织了一个种群生物学研讨会,开会的地方就在我所在学院的公寓餐厅里。这是一个相当精彩的研讨会,牛津大学里该领域的优秀科学家们都聚集到一起,虽然他们平时都分散在各院系和不同部门。研讨会也为我提供了一个机会,让我能够持续关注 Adrian 在西非冈比亚班珠尔的英国医学研究委员会(British Medical Research Council)实验室所做研究的进展。我会简单叙述一下他们和该领域其他学者取得的主要成果。

主要组织相容性复合体(major histocompatibility complex, MHC)是由人体 6 号染色体上一系列相邻的基因位点组成的。MHC Ⅱ类基因产生的蛋白质将会呈递抗原——抗原是由进入身体的异物加工而来,这些蛋白质把抗原呈递给宿主免疫细胞。这些免疫细胞是 T 细胞和 B 细胞,可以对异物产生免疫应答并帮助排斥异物。这一基因群的多个基因都具有高度多态性,即每一个基因位点上都有着许多不同的等位基因。因此,由这些位点介导的免疫应答极为复杂,并且是高度个体化的。它们在移植手术中非常重要:器官捐献者和移植受者之间的 MHC 蛋白质需要精确匹配，以降低移植排斥的可能性。MHC 蛋白质在处理由病毒和其他微生物引入宿主的外源蛋白质方面也发挥着类似的作用。

Adrian 和他来自伦敦圣玛丽医院 (St. Mary's Hospital) 的同事 Mark Thurz 以及他们在冈比亚等地的同事一道，仔细研究了 MHC 多态性和恶性疟原虫 (Plasmodium falciparum) 引起疟疾感染的临床疗效之间的关系。恶性疟原虫是最致命的疟原虫，它是导致西非儿童死亡的常见杀手。他们在研究人群中鉴定了感染疟原虫的个体；将发展为脑型疟疾（恶性疟原虫导致儿童死亡的主要原因）的患者与未患脑型疟疾的患者区分开来，并在每个患者组中测定了 MHC 等位基因。研究人员发现，MHC Ⅱ类的一个等位基因（或称之为单倍型，因为它们反映了多个连接位点的等位基因）与脑型疟疾有显著的关联。对于感染者，尤其是儿童感染者，如果遗传了等位基因 DRB1*1302（不出所料，这些等位基因的命名法很复杂），那么比起该位点上有其他等位基因的人，他们发展成脑型疟疾的可能性要低得多。这是一个重要的发现，关于脑型疟疾发病机制及预防的任何知识都有助于减轻其对幼儿造成的痛苦。在这种情况下，多态性与对最初疟原虫感染的易感性无关，而是与人类宿主感染后的免疫应答相关。Adrian 和其他人正在利用该信息开发一个项目，该项目的目的是基于 MHC 蛋白质呈递的特异性疟疾抗原研发一种新的疫苗。

我认为 Adrian 和 Mark 之所以研究 MHC 多态性与 HBV 感染免疫应答的关系，至少在一定程度上源于我们关于 HBV 的讨论。位于班珠尔的 MRC 实验室已经有大量关于 HBV 的信息，因为一个关于 HBV 疫苗接种的大型流行病学项目正在该实验室进行。他们发现了 DRB1*1302，即和预防脑型疟疾相关的 MHC Ⅱ类等位基因，也为乙型肝炎病毒的携带者提供了相对的保护（同 DRB1*1301 也有关联）。此外，他们发现患脑型疟疾的人更有可能成为 HBV 携带者。因此，这两种病原微生物之间可能存在着某种联系，对控制疟疾和 HBV 很重要，也可能对开发抗疟疾或抗 HBV 药物或兼抗这两种疾病的药物具有重要意义。

但这并非的故事的结尾，而是一个开始。在过去几年里，已经发现了与 HBV 免疫应答相关联的其他多态性。在深入讨论之前，我应该提醒你们，这一领域仍然未被开垦，许多研究都是建立在小样本的基础上，往往尚未得到验证。由于多态性等位基因在不同人群中的分布差异很大——这是我们在 20 世纪 50 年代和 60 年代进行的许多实地研究的主题——因而在某些种群中可能发现关联，而在其他种群中则没有。尽管等位基因与疾病之间的关联可能在一个群体中出现，但在另一个群体中也可能不会存在，因为与基因和宿主相互作用的环境因素可能存在于另一个种群之中，而在另一个种群中可能不存在或被削弱了。此外，个体和群体的基因库不尽相同，这也能影响到关联。

已经明确的多态性与疾病的关联相当出乎意料，没有鉴定前，很难预测哪个多态性可能与 HBV 有关，但在识别了这些多态性之后，可以提出假说来解释这种关系，并设计出实验来检验假说。我将简单描述一些与 HBV 易感性和抗病能力相关的其他基因，以说明已经发现的关联是多么不可预测、多么复杂。

12 号染色体上 VDR 基因位点控制维生素 D 受体(vitamin D receptor, VDR)蛋白的产生。VDR 的功能之一是结合维生素 D 代谢物来调节钙的代谢。在 VDR 基因上有数个多态性位点，其中一个标为 T；在该基因位点上分离出两个等位基因，一个为 T，另一个为 t。具有 t 等位基因纯合子的人如果感染了 HBV，成为携带者的可能性会降低。该基因位点与麻风分枝杆菌(mycobacterium leprae)感染免疫应答有关，麻风分枝杆菌是汉森氏病(麻风病)的致病菌；具有 tt 纯合子的人比遗传其他等位基因的人患瘤型麻风病的可能性更小，但患上结核样麻风病[3]的可能性则更大。具有 tt 纯合子的人通常骨矿物质密度较低，更容易发生骨质疏松，同时他们患前列腺癌的风险也更低。

甘露糖结合蛋白(mannose-binding protein, MBP)是哺乳动物体内的一种血清蛋白，它可以结合某些细菌和其他致病原表面糖蛋白[4]中的甘露糖，通过调节宿主细胞破坏(吞噬)微生物。控制甘露糖结合蛋白的基因位于 10 号染色体，该基因有数个多态性基因位点。该位点的等位基因与成为 HBV 携带者的易感性增加相关。还有一些等位基因与 HIV 感染者艾滋病症状的急性发作存在关联。另一个 MBP 位点的等位基因则与自身免疫性疾病系统性红斑狼疮的易感性相关。

肿瘤坏死因子(tumor necrosis factor, TNF)是一种发挥多种作用的细胞因子(参与调节细胞增殖和功能的一类蛋白质或糖蛋白)，其功能包括控制炎症、刺激癌细胞增殖和破坏癌细胞。TNF 还会增加癌症患者出现恶病质(严重消瘦和体重下降)的概率，恶病质是一种奇怪的、尚未完全被了解的病理现象。TNF 基因上有多个多态性位点。这些位点同 HBV 慢性感染、脑型疟疾、

---

[3]　麻风病至少有两种不同的临床类型。瘤型麻风病通常更具系统性，难以治疗。结核样型麻风通常在皮肤上更为明显，没那么恶性，更容易治疗。
[4]　糖蛋白是被糖修饰的蛋白质。

瘤型麻风病和由原生动物巴西利什曼原虫（Leishmania braziliensis）导致的一种热带病的易感性相关。还有其他约 5 个多态性位点影响着 HBV 慢性感染的易感性，给出的这些例子向我们展示了该体系的丰富性。

那么说到多年前我们假定存在的基因 Au^1，它的纯合型基因能增加个体成为携带者的风险。这种基因又是怎样呢？Au^1 真的是上述已经鉴定和描述的其中一个多态性吗？通过对有多个 HBV 携带者的家族进行研究，Adrian Hill 和他的同事正在试图鉴定出假定存在的 Au^1 基因。[5]

与此同时，根据我们在 HBV 易感性基因上得到的数据，可以做出一些对医学产生广泛影响的有趣推断和猜想。好比管弦乐编曲，穿插其中的有一些主旋律，我尝试着将这些推断和猜想组合在一起。区分①决定遗传病（单基因病）的主基因与②多态性易感性和抗病基因很有用。除了一些例外，主基因很罕见，几百个或几千个人中出现一个，主基因导致的疾病在人类疾病中所占比例相对较小。主基因是"渗透剂"，即如果这种基因存在（如果是显性基因，在单倍体的情况下表现，或如果是隐性基因，在双倍体的情况下表现），那么这种疾病将有很大可能在遗传该基因的人身上表现。如果该基因存在，就有很大可能发展成疾病，从这一方面来说，主基因具有确定性。

从另一方面来说，多态性等位基因在人群中很常见：一个多态性基因座的等位基因在人群中的最低频率为 2% 到 3%，或超过 3%。多态性与常见疾病（如心脏病、癌症和传染病之类的疾病）存在关联，这些都是导致人类发病和死亡的主要原因。易感性基因外显率低；通常必须存在一个环境因素使得该基因发挥效应，而环境因素的影响可能远比遗传因素的影响更大。例如，除非 HBV 慢性感染的易感性基因携带者感染了 HBV，否则该基因不会有可见效应。因此多态性易感性基因不具有确定性。几乎所有的基因都受到环境因素影响，但是易感性基因比主基因更受影响。主基因通常自行其是；易感性基因与环境因素和其他基因配合行动。

社会对人类基因组计划已经有一个担忧，即推测基因具有确定性的特点。有人认为，如果知道全部基因，那么完全可以预测生命结局，甚至控制它。悲观的科幻片描绘了一个未来世界，那个世界中拥有最优基因组的人会得到青睐，而基因组没那么理想的人则在社会中处于弱势地位。一些人认为，采取

---

[5] 我给佛罗伦萨大学的 Alberto Vierruci 教授写信，询问我们是否可以在这项研究上展开合作。像往常一样，他对这个计划很有热情。不过他告诉我，尽管 20 年前我们刚开始研究时，有可能鉴定有多个携带者的家庭，但是现在很难做到，因为疫苗接种项目已经非常有效。疫苗有效是一个非常好的消息，尽管它让我们的计划放缓。

可能手段来克隆人和设计基因组性状是可取的,这已经引发了国内和国际的激烈讨论。

我们关于易感性基因的知识不断增长,回顾所学到的东西很有用。易感性基因比引起单基因病的基因确定性更低,但是更加复杂。易感性基因协同行动,同环境相互作用,有进行干预的空间。易感性基因的效应受到个体和个体所属群体的总基因库影响。此外,同一个易感性基因可能既具有有利影响,又具有不利影响。例如,VDR 基因上的 tt 纯合子可能是有利的,因为它可以防止 HBV 慢性感染和发展成为脑型疟疾,但是 tt 纯合子增加了患骨质疏松的可能性,因而也是不利的。基因组中这样的例子不胜枚举。我们不能简单地把易感性基因归为"好"或"坏":在有的情况下,易感性基因可能是好的,而在另一些情况下,它却是坏的。这又一次提醒了我们,进化的结果并不是完美,而是"过得去";进化需要基因库存在多样性。如果对于目前所处的环境,一个基因组是完美的,那么对在未来可能发展的环境来说,这个基因组可能没那么完美。一个群体有更大的多样性,便可以为未来各种各样的环境做好准备,而其中许多环境在过去的基础上无法预测。

这个话题让人想起一个由来已久的哲学辩论,关乎决定论和自由意志。尽管许多个体的遗传过程可能是确定性的,但是它们的组合包含很多的可能性和人为干预的机会,因而整体效应等同于自由意志。[6] 正是这些考虑让混沌与复杂性理论的研究充满趣味,成为一个快速发展的学术和应用研究领域。

人类基因组计划完成的截止日期大约在 2003 年,2000 年发表了"初稿"。人类基因组计划完成后,人类的全部基因将被鉴定,并完成全基因组测序。到那时,我们仍然无法知晓大部分基因的功能,尤其因为基因具有多种功能;复杂的相互作用也是未知的,我举的例子只是极小一部分。基因组学和蛋白质组学这两门新学科正在兴起。基因组学和蛋白质组学是以信息为基础的系

---

[6] 1997 年的科幻电影《千钧一发》(Gattaca)对基因和命运的概念有一个有趣的认识。电影设定了一个未来世界,个体在那个世界中出生时进行选择,要么按照配子选择,或改变基因库,以此拥有理想的基因组。男主人公 Vincent Freeman 出生的时候没有经过这个过程,人们认为他差人一等,不允许他成为航天员飞往土星的卫星土卫六(Titan),因而 Vincent 无法实现自己的毕生抱负。不过他遇到了 Jerome,Jerome 是一个拥有完美基因的年轻人,因为身体意外受伤,无法工作,只能过着散漫的生活。Gattaca 公司组织太空飞行,Vincent 每次进入公司的区域,必须进行基因测试,他用 Jerome 的血液和其他身体组织代替自己的来检测,假冒 Jerome 的基因蒙混过关。公司发生一桩谋杀案,事情变得有一些复杂。Vincent 所做的一切差点白费,Uma Thurman 扮演的冷艳女主角 Irene Cassini 卷入其中。Uma Thurman 有一个与众不同的点,她的名 Uma 这几个字母在姓 Thurman 中出现的顺序一致。好在 Vincent 最后占了上风,飞往土卫六,说明基因并非决定一切,生物学不是命运的主宰。基因设计者没法预料一切,因为基因、环境和意志力结合在一起才是真正重要的。电影的宣传语是"人类的灵魂没有基因",蕴涵积极向上的思想。

统，可以揭示个体和群体的遗传特性、这些遗传特性同环境的关联，以及它们同健康和疾病的关联。了解个体携带的易感等位基因可以进行保护性干预设计，或者帮助预测和避免疾病。前景很乐观，不受严重疾病侵扰，人类寿命将更长。

这项技术的潜在问题已经引发人们的担忧。如果不可能进行切实可行的干预，我们想要了解多少人类自身的生命机制？如果鉴定出一个人对某种疾病易感，甚至可以用概率表示易感性，那么这个人会被解雇，或遭到健康和人寿保险拒保，甚至在社会上受到排斥吗？这门正在发展的科学产生了希望和恐惧的尖锐对立。在未来几十年里，我们会看到从中脱胎而出的产物，这是一件激动人心的事情。

第十三章　乙肝病毒及相关病毒：研究现状与未来

科学是具有前瞻性的事业。科学家须以过去为基础，毕竟科研要依靠前人的研究结果；但科学家的思想是着眼于未来的，他们的眼睛永远盯着下一个实验。写到这里，我不禁回想起过往岁月，想起私事，也忆起工作，它们都是探索的必经之路，我也希望能与你们分享激动之情。这本书终于在千禧年到来之际完成了（如果你们认为 2000 年是真正的千禧年的话）。我还和许多生于 1925 年的朋友一道庆祝了 75 岁生日。这正是写总结的好时候。

在本书的最后一章，我将回顾全球科学家最近的工作，他们拥有的乙肝病毒（HBV）知识比我们刚开始的时候要先进得多。我打算简单讲讲研究现状，最后畅想一下未来。我不会试图把肝炎领域的所有事都说一遍，毕竟还有更多的科学家投身其中，使得这一领域得到长足进步。我会谈到一些特别有趣的东西。

HCV 和其他肝炎病毒

我偶尔提到过丙型肝炎病毒（hepatitis C virus，HCV）和其他肝炎病毒。这些肝炎病毒的发现晚于 HBV，但它们的故事和 HBV 有着千丝万缕的联系，因为它们都对肝有亲和力，能引起与 HBV 相似的症状和病理变化。在某种程度上，通过预防和治疗，HBV 已经开始得到控制，人们便渐渐将目光转向其他肝炎病毒。

确定 HBV 后，人们加大力度寻找通过粪口途径传播的病毒，该途径是指病毒通过携带者的排泄物排出体外污染环境，又被人体摄入消化道而感染。早在发现 HBV 之前，Saul Krugman 和许多研究人员就已经认识到存在粪口传播途径。发现 HBV 的几年后，研究人员在感染者的粪便中发现了甲型肝炎病毒，他们设计出了非常好的检测方法，且及时研发了有效的疫苗。在卫生条件很差的地方，粪便污染食物和水的可能性很高，所以现在到那些地方去的士兵和游客普遍需要接种疫苗。在其他地方也有许多人接种疫苗。近年来，美国和其他地方的人们担心供水管道的完整性和食品卫生。人体排泄物是一种常见污染物，有疫苗来防范算是一种安慰。当然，最好的策略还是保证食物和供水的安全。HAV 是引发急性肝炎的常见原因，但是它几乎不会发展成慢性肝炎。HAV 很少有携带者，而且同肝细胞癌（hepatocellular carcinoma，HCC）的发病机制也没有关联。它是一种 RNA 病毒，与嗜肝 DNA 病毒并非同一个家族，嗜肝 DNA 病毒包括 HBV 和与 HBV 类似的其他动物病毒。

鉴定出 HAV 和 HBV 后，形势变得明朗起来——还存在其他通过血液途径和粪口途径传播的肝炎病毒。下一个发现是丁型肝炎病毒（hepatitis D virus，HDV）（Mario Rizzetto 博士在 1977 年于都灵发现）。HDV 是已知最小的人类病毒病原体，只有 1 700 个碱基对，它只会感染已经感染 HBV 的人。HDV 非常狡猾，它用一个类似 HBV 外壳 HBsAg 的蛋白质包裹着自己，将自己伪装成 HBV 病毒，但是面具之下，HDV 有自己的抗原、核酸和独特的复制方式以及发病机制。HDV 能导致包括爆发型肝炎在内的严重疾病，爆发型肝炎是一种致命的疾病，可以在数天或数周内致人死亡。

HDV 的分布很有趣。它在美国、欧洲的大部分地区和其他地方的 HBV 阳性的静脉注射吸毒者中非常常见。对此我们很难给出一个有说服力的解释，不过因为静脉注射吸毒者频繁共享针头，由于交通便利，他们从某地到另一地快速转移，更有可能形成一个不寻常的"血液兄弟会"。在非洲几个国家和巴西亚马逊地区的 HBV 携带者身上，HDV 也很常见。幸运的是，HBV 疫苗也可以预防 HDV 感染。

情况很快变得明朗，除了 HAV、HBV 和 HDV，还存在其他的病毒。世界上仍然有通过血液途径感染的肝炎和明显通过水与食物传播的大型肝炎流行病，这些都不是由已知的 3 种肝炎病毒引起的。于是，一场鉴定未知病毒的艰苦比赛便拉开了序幕。Daniel Bradley 和同事在亚特兰大疾控中心，通过一系列动物实验和检验，鉴定出一种不同于 HBV 的通过血液途径传播的病毒。在 1989 年，Michael Houghton、Qui-Lim Choo 等，在佰晔生物技术公司使用恢复期患者血清筛查病毒，并鉴定出了一部分病毒。他们在这项工作的基础上，开发了一种有效的诊断方法，很快应用于筛查捐献者的血液。这大大减少了 20 世纪 70 年代引入 HBV 筛查后的输血后肝炎的发生。

自从有了一个准确的诊断性检测，HCV 的"流行"变得明显起来。许多病因不明的慢性肝炎病例被诊断为 HCV。如今在美国，HCV 是肝移植的主要原因。更震撼的还在后面，HCV 诊断检测让发现隐匿性（无症状）病例成为可能。根据群体调查结果估计，仅在美国就有超过 400 万 HCV 携带者。相比之下，在采取疫苗接种和其他控制措施之前，HBV 携带者比这个数据还多一百多万。随着疫苗接种项目继续实施，HBV 感染人数还会下降。对 HCV 自然史的广泛研究表明，初期感染后有一个很长的无症状期（数年甚至几十年），有很大比例的感染者最终会发展成为慢性感染和慢性肝病。研究人员通过采集病史来判断他们是如何感染上病毒的。大部分研究人群，大概占 50% 或以上，受到感染是因为注射毒品，这些毒品通常都是不合法的。即使只是在 20 世纪 60 年代或 70 年代有过几次针头接触，也可能被感染，而且直到二三十年后才得以确诊。

　　20 世纪 60 年代和 70 年代注射毒品的泛滥，导致了许多病例（HBV 和 HCV 都有）。这是多么可怕的讽刺！青春期注射吸毒，在当时对健康没有明显的影响，但是在成年后，在他们有了配偶、孩子、工作，过着安定的日子时，威胁着自己的健康和生活。我接到许多患者和患者家人打来的电话，他们常常是在查了血之后，才发现自己感染了 HCV 或 HBV。现在虽然有一些治疗方法，但是这些疗法并不是对每一个患者都有效。尽管现在有大量这方面的研究，科学家们也在努力研发疫苗，但是目前 HCV 疫苗还没有研发出来。当然，并非所有病例都是因为静脉注射毒品感染。在无法对献血者进行 HCV 常规筛查的时代，没有一次性针头和其他医疗设备，HCV 病毒可能通过医源性传播（由医生导致）或院内传播（在医院工作场所）。许多病例的传播模式还不得而知。21 世纪伊始，丙肝是美国的一个主要传染病。在世界范围内，HBV 携带者（约 3.5 亿）比 HCV 携带者（约 1.5 亿~2 亿）更多。把这些数字加在一起可见，肝炎病毒是威胁人类最常见的病原体之一。

　　HEV 是一种通过污染的食物和水传播的病毒，现在也已经得到鉴定。HEV 的流行有些类似于 HAV；在 HAV、HBV、HCV 和 HDV 得到鉴定之前，HEV 的流行很难同它们区分开来。人们发现 HEV 导致了一些大流行，这些大流行通常发生在亚洲，会影响数以百计的人，原因是他们的饮用水和食物受到了未经处理的污水污染。有许多人会因此死亡；而令人悲伤的是，年轻的孕妇在这些大流行中非常容易死亡。

　　目前没有预防 HEV 的疫苗，最好的预防措施是使水和食物免受人类排泄物污染。还有其他许多致命传染病也是通过污染的食物和水传播的。对于大多数发展中国家，改善废物处理和提供清洁水源，会是一个重要的卫生措施。如果再结合控制虫媒和疫苗接种等措施，许多国家的卫生现状和经济情况都会得以改善，那些因疾病带来的沉重负担也会减轻。

1986 年，我去印度待了挺长一段时间，在印度科学院(Indian Institute of Sciences)做 "Raman" 特聘教授。印度科学院位于南方省份卡纳塔克邦的主要城市班加罗尔。除了本职工作，我还开展了一项关于肝炎的调查。我认为，他们请我来的主要目的是为其提供 HBV 疫苗的需求和生产信息。同我交谈的有高级卫生官员、学术带头人和印度总理 Rajiv Gandhi[1]。

我对肝炎问题的研究已经表明，疫苗接种项目并不能解决所有的问题。我在 1986 年春天向印度总理和卫生官员提交了报告，在报告中我建议除了疫苗接种项目，还要建立公共卫生学校，开发生产一次性针头和针管的资源，推行改善供水和处理人类排泄物的大规模计划。我时常怀疑，自己如此东奔西走究竟有多少效果。

人类免疫缺陷病毒(HIV)和 AIDS

我已经详细讲过，肝炎病毒是导致疾病和死亡的主要原因。当我们在 HBV 和其他肝炎病毒方面不断探索和进步时，另一个可怕的疾病却闯入了人们的视野，引发了全球关注。人们都知道关于 HIV 的悲剧；在 20 世纪后半叶，HIV 导致的疾病最受关注，引发最多担忧，同时也得到了公众对其防控的支持。在 20 世纪 80 年代早期，美国城市中心居住的几个年轻人因为缺乏足够的免疫应答，快速发展为进行性感染。他们对一些病原体没有抵抗能力，而一般情况下，因为人体有自身免疫系统的保护，这些病原体并不会致病。这种疾病出现后不久，引发疾病的病毒得到确定。这种名为 HIV 的病毒在那时前所未见，HIV 可以通过逆转录酶模式复制，即在复制周期由 RNA 逆转录产生 DNA。甚至在发现 HIV 以前，就可以推断出感染方式。HIV 的传播方式和 HBV 惊人的相似：HIV 通过性、输血、注射(比如非法注射毒品、非一次性针头注射，以及重复使用接触到血液的医疗装备)和其他涉及输血的机制传播。艾滋病传播速度非常快，很快便成为美国、欧洲、非洲、东南亚和其他地区最致命的疾病之一。艾滋病现在是世界范围内导致死亡的主要原因之一。

控制艾滋病传播所做的努力与控制 HBV 类似，这种方式是控制 HBV 时开创的。人们开发了一个可靠的诊断方法，所有用于输血的献血者血液都要经过检测，但是很不幸，这需要高昂的公共卫生支出，只有负担得起的国家才

---

[1]　总理先生在印度航空公司当了多年飞行员，懂技术。他对肝炎问题非常了解。很不幸，总理先生在会面的几个月后遇刺身亡。

能施行。这种方法让那些更幸运的国家从本质上阻断了输血传播，但是并没有及时阻止 HIV 传给更大比例的血友病群体。血友病患者要定期注射抗血友病球蛋白（antihemophilia globulin，AHG），这是一种来源于大型供血库的血液制品。这种供血库非常大，几乎可以肯定其中会有一个或多个感染了 HIV 的捐献者；只需要一滴血就可以污染整个批次的 AHG，而这一批次的 AHG 反过来又会被注射到许多患者体内。

我们已经从 HBV 身上学到了经验，使用一次性针头很重要；在一些地区，艾滋病流行加速了一次性针头的需求上涨，间接地减少了 HBV 和 HCV 感染。艾滋病这种致命疾病可以通过性传播，这一认识有着深远的社会影响。以往人们没有广泛讨论关于性的话题，现在性成为在公众间宣传的主题，既针对成人，也面向青少年，如使用避孕套，劝告不要滥交和交多个性伴侣。人们说艾滋病阻止了"性革命"，所谓的"性革命"在 20 世纪 60 年代和 70 年代繁荣，那时人们没有愧疚感，也几乎不存在性病。

一时间，牙医开始戴着面罩、口罩、手套和其他防护物品面对患者，以此来预防艾滋病通过血液途径传播。这些措施不仅有助于减少 HIV 的传播，也能减少 HBV 和 HCV 的传播。事实上，由于 HBV 比 HIV 更易传播，生存能力更强，这些措施对预防肝炎病毒可能更有用。同 HBV 一样，HIV 也能从感染病毒的母亲传给新生儿，但传播的可能性要远低于 HBV。幸运的是，对母亲应用抗病毒药物治疗，可以极大地降低艾滋病传染给新生儿的概率。

我们现在还没有发明出艾滋病疫苗，但是不乏这方面的尝试。人们对 HIV 病毒学、复制和传播方式以及 HIV 构成分子的特点了解很多，了解程度甚至已经超过对其他病毒的了解程度。但是讽刺的是，这并不足以使科学家们发明出保护性的疫苗。不过我们仍然充满希望，人们对 HIV 研究投入巨大，按理说是很可能取得成功的。

尽管世界上一些地方艾滋病年死亡率在不断上升，但是全球有更多的人死于 HBV 和 HCV。那么，为什么人们对艾滋病的恐惧比 HBV 更大？要知道，首批病例被诊断为艾滋病之后才鉴定出病毒，这批患者那时正接近临床病程终点。因此，艾滋病的确诊即意味着病来如山倒，几乎零生存率。直到发现人类免疫缺陷病毒，人们才清楚艾滋病在感染后有一个很长（7~10 年或 10 年以上）的潜伏期。发现病毒后，艾滋病仍然有非常可怕的一面，即致死率高，而且缺乏有效的治疗方法。另一方面，公众在心目中把 HBV 和急性传染病联系在一起，而急性传染病患者几乎总是可以痊愈的。澳大利亚抗原让医生能够诊断乙肝病毒携带、慢性肝病和肝癌。澳大利亚抗原发现之后，HBV

显现出其致命性。当时有可用的 HBV 疫苗,有几种非常不错的疗法。曾有一个默认的假设,即这种疾病已经得到控制,但是无论过去还是现在,HBV 都远没有达到可控的程度。不过,艾滋病研究已经间接地给研究 HBV 和其他肝炎病毒的科学家带来了好处。总的来说,艾滋病研究使我们增长了有关病毒的知识,让制药公司开始关注抗病毒药物。

展望未来

我们的研究并非一帆风顺。我们走过迂回的道路,有过各种理念,到过许多地方,参与人数众多,不过却在好奇心的引领下,以探索欲为媒介,最终获得了满意的结果。不过研究仍没有结束;基础研究永远不会谢幕。我在这里简单讨论一下关于未来的观点与猜想。

从 HBV 和 HCC 的关系中学到的干预方法可以用于研究其他病毒和癌症的关系吗? 答案肯定是"可以",因为我们已经知道或猜到其他病毒和癌症的关系,比如人乳头状瘤病毒可能是宫颈癌的病因,并且很可能在未来发现更多的这类关系。嵌入人类细胞基因组的 HBV 基因是如何影响人类其他基因的转录呢? 我们已经熟知,包括 HBV 在内的病毒性疾病会对精神产生影响,比如导致抑郁、乏力和食欲低下。病毒基因导致人类基因转录的变化,这种变化会改变宿主精神状态和行为吗? 如果会改变,那么这个方向的研究可以有助于更好地理解基因和行为的关系吗?

尽管有干扰素这种药物,能在一定程度上通过增强其对病毒的免疫应答来发挥作用,还有正在接受测试的其他治疗方法,但是,HBV 抗病毒治疗仍然有很大需求。有关 HBV 分子生物学的知识快速增长,给我们提供了许多可以进行干预治疗的途径。我的同行牛津大学糖生物学研究所(Glycobiology Institute at Oxford University)主任 Raymond Dwek 教授和费城托马斯·杰斐逊大学医学院(Thomas Jefferson University Medical School)的 Timothy Block 几年以来,研究了一种合成糖在抑制 HBsAg 糖基化过程中的作用[2]。这似乎会改变表面抗原的结构和病毒装配,抑制病毒往肝细胞外转移,反过来可以减缓致病过程。

他们正在努力确定这种方法是否有治疗价值。有许多其他位点可以让药物起作用,比如抑制病毒 DNA 聚合酶和逆转录酶,这些都是病毒复制所需要

---

[2]   通过这种方式,糖分子附着在表面抗原蛋白质(HBsAg)上面。

的酶。我猜测，从肝细胞中完全消除 HBV 会非常困难，因为病毒 DNA 的整合很常见。不过我们所说的"延迟发病治疗"可能会起作用。HBV 是一种有耐心的病毒；HBV 会在宿主携带者身上潜伏 30 ~ 40 年，更有甚者达到 50 年，不会造成任何可以察觉的问题。"延迟发病治疗"的目的是延迟携带者出现症状的时间，无症状期更长，使宿主可以度过余生，达到预期寿命，死于其他疾病。与此同时，应该逐渐降低已接种人群中 HBV 的发病率和患病率，甚至最后完全归零。

HBV 与在其入侵的宿主体内发现的其他微生物相互作用的影响是什么？这会影响对 HIV、疟疾、HCV 和许多其他处于同样内外部环境的微生物的免疫应答吗？这会影响预防和治疗策略吗？这些有机体、环境因素、宿主和基因像在演奏一场宏大的复调交响乐，我们能理解和分析其中多少呢？人类知识可以处理的这种复杂性有限度吗？仍然有许多问题需要未来一代又一代科学家贡献思想和时间。

肝炎是人类的一个可怕疾病，看到已取得的研究成就让肝炎屈服，所有在这一领域工作的人都倍感欣慰。急性爆发型肝炎、肝衰竭和原发性肝癌导致的死亡让人难受，而 HBV 就是凶手之一，所以取得这场对 HBV 的"胜利"我们倍感欣喜。让我们期待更多的成功吧。不过，即使我的职业生涯大部分时间都在研究 HBV，因其结构充满挑战（其基因组包含 4 个可读框），我对它依旧怀有敬意。HBV 能设计出生存机制，在某种程度上与宿主和谐共存，如果没有从 HBV 身上发现它的生存机制，我们永远也无法想象得到这种生存方式的存在。我们希望，从 HBV 研究中学到的知识将来可以帮助控制其他疾病。

1999 年，我们即将迎来千禧年，我的科学生涯发生了不同寻常和意想不到的转向。我被任命为美国航空航天局（National Aeronautics and Space Administration, NASA）天体生物学研究所（Astrobiology Institute, AI）所长，这样一来，我参与了一项史上最宏大的研究计划。天体生物学项目的任务是研究地球和宇宙中生命的起源、演化和命运，AI 参与其中，这是一个了不起的任务。这项任务属于一项更大的 NASA 计划——起源（Origins），按照 NASA 的声明，起源计划的目标是"通过研究星系、恒星、行星……及生命来研究宇宙根源。"天文学家、分子生物学家、地质学家、古生物学家、微生物学家、行星科学家、生物学家、宇宙学家、物理学家、化学家等许多科学家参与了起源计划。AI 负责研究原始生物，比如古核生物。古核生物生活在黄石公园温泉中，靠近海洋深处板块交接处的熔岩喷口和海底热泉。这些古核生物可能和地球上最早的生物有关。这支撑了有关最古老微体化石的研究,可能证明几百万年前坠落在寒冷南极大陆的火星陨石上存在生命。这项计划包括分子生物学研究,研究零重力下在太空中生长的细胞和生物,还研究幼年时期地球和其他地方的前体 RNA 和蛋白质分子形成。首要任务是开发出探测生命的方法,探测我们所在太阳系行星和卫星上的生命,尤其是火星和木卫二(Europa)(木星的卫星,人们认为上面存在大量的水),或探测距离地球光年之外,甚至距离银河系适宜环境光年之外的环绕其他恒星的行星。现有的设施棒极了。一个轨道空间实验室已经对接国际空间站;各种卫星和陆基望远镜已经就位,或会在将来发射卫星,启动望远镜,用来发现和研究遥远行星的生物圈;未来会有机器人(可能也有人)去火星、木卫二和彗星执行任务,收集星尘;我们还将实施许多其他难以置信的工程和科学任务。如果我们可以做到的话,AI 会成为一个基础科学组织,其目标是增加我们关于自然的知识,帮助回答科学问题和形而上学的问题:"我们从哪里来?""我们在宇宙中是孤独的吗?"和"人类在太空的未来是什么?"[3]

　　这次转向是我个人的一大步,过去研究引起人类疾病最小的一种病原体,而现在钻研关于太空和时间的宏大宇宙问题。尽管我的头脑在漫游浩瀚宇宙,但是我会继续留意自然的宏大设计,这是我从致命的 HBV 病毒中学到的一课。

---

[3]　部分摘自 *Third Annual State of Origins Report*(NASA,1999 年 5 月 17 日)。

附录 1 Fox Chase 癌症中心参与肝炎研究的科学家及工作人员

在本书中，我提到了许多在 Fox Chase 癌症中心参与肝炎研究的成员。在此附录中，我将对其中几位的相关信息作一个介绍。

Ann Dortort 是我们癌症中心临床研究部门的秘书，在本书中也多次有所提及。在我们这个团队中，她可能是唯一一位知道我们每个人都在哪里，正在做什么的人。可以说，她相当于我们的执行主任。在文字处理软件出现之前，秘书总是要一次次地录入信件和论文手稿，不过她一直都做得很完美。听起来很难以置信吧，但我的确想不起她录入的材料有什么错误。

Ann 一直想当秘书。高中毕业后就去了秘书学校学习，之后不久就如愿以偿地成为了一名秘书。在她进入我们临床研究部的几年时间里，她利用周末和暑期时间在费城拉萨尔大学（LaSalle University）进修，并最终获得了本科学位。她在大学里的最后一年写了一篇很优秀的论文，论述了费城的移民史。她甚至说服校长给了我一个荣誉学位。所以，从某种意义上说，Ann 和我是一同"毕业"的。

Ann 还要对后来加入该部门的秘书进行培训。像 Maureen Climaldi 和 Joyce Codispoti，她们都学到了 Ann 的精髓，如今也已经独立地担负起领导的重任。Ann 记得每个人的生日，并且一定会为他们庆祝一番。所以，她无疑是我们整个部门的精神支柱。

W. Thomas London 是康奈尔大学医学院（Cornell University Medical School）培养的医生。我们第一次见面是在国立卫生研究院。当时，他在一个跟我们有合作关系的流行病学团队里工作。Tom（Thomas 的简称——译者注）很聪明，他似乎总是比我更快地掌握生物学的一些基本原理。通常，在听完一个特别深奥的讲座之后，我都会去找 Tom 聊一聊，以确保我弄明白了演讲者在说些什么。他还有着非凡的记忆，可以将特定的实验置于适当的历史背景之下，然后分析下一步该怎样做。他最大的贡献，也许是他科学的想象力。他会提出最有趣的假设，然后设计出合适的实验来进行验证。Tom 于 1989 年我离开癌症中心去牛津大学之后接手了整个研究团队，继续带领大家从事错综复杂而又令人着迷的 HBV 和癌症研究。

Alton Sutnick 是宾夕法尼亚大学(the University of Pennsylvania)培养的临床医生和实验室科学家,他从天普大学(Temple University)医学系来到我们这里。他是一名优秀的医生;此外,他有超凡的能力,善于从多个方面来考虑问题,找到决定方案,然后坚持不懈地努力,直到最终解决问题。和Alton 在一起工作,感觉就像列车只要进入了正轨,就可以肯定它会快速准点到达下一个车站。如果有新的学习方法,他会认真学习;他还会不断吸收一些新的概念。后来,他去了宾夕法尼亚大学担任医学院院长,这些年取得了很多卓越的成绩。

Irving Millman 是免疫学和免疫组化博士。他是我们团队中唯一一名微生物学和病毒学科班出身的人。他曾在多家学术机构工作过,也曾在 Merck医学研究所(Merck Institute for Therapeutic Research)工作过,其中的一个实验室就在费城附近。在那里,他对一种百日咳疫苗进行了改进和完善。Irving 在我们乙型肝炎疫苗的研发中起到了十分重要的作用。他有疫苗研发的经验,一旦我们决定了某种方法,他就能够把其中的步骤一一地讲出来。1993 年,他所作出的贡献得到了认可:疫苗和放射免疫测定专利被列入国家重大发明,其发明人(Irving 和我)也有幸入选美国发明家名人堂。这在医疗发明界算是少有的荣誉。Irving 精通化验方法的研发;在分子生物技术产生后,也开始采用该项新技术指导研究。

Liisa Melartin Prehn 来自芬兰西部的图尔库大学(the University of Turku)。她是最早来到费城实验室的科学家之一。按规定,斯堪的纳维亚半岛的医学院毕业生在获得医学博士学位之前,必须完成一项重大研究课题,并撰写一篇论文。所以,他们经常在国外寻找进行研究的实验室设备,而 Liisa 选择了来我院进行血清蛋白多态性研究。关于她所发现的血清白蛋白多态性,她撰写了一篇很优秀的论文;而且在澳大利亚抗原研究的早期阶段,她也做过许多实验室和实地研究。Liisa 是芬兰科学家中到 Fox Chase 癌症中心工作的第一人。在她之后,她邀请了一两位研究者来此工作,而在他们离开时,总能推荐另一些优秀的科学家来接替他们的工作。芬兰语中的 "sisu"(毅力和胆量)也成为了实验室的代名词。"sisu" 这个词很难用英语表达,但我想,这个词语意味着百折不挠、迎难而上的决心。在第二次世界大战之前和期间,面对俄罗斯的入侵,"sisu" 这个词语得到了广泛使用。而在实验室里,这种精神则体现为面对一系列长期的、通常令人沮丧的实验,需要实验人员拿出无限的耐心来观察整个过程的进展。这是一项非常艰苦的工作,所幸的是,我们拥有了一大群来自北欧的老朋友和同事。

　　Barbara Werner 是最早来到实验室的技术人员之一。她参与了最早的一些发现性研究，特别是乙肝病毒携带者的遗传学研究。她分离出了血清蛋白，这对后来获取 HBV 微粒的第一批电镜图像起到了重要作用；她还负责处理大量 HBV 和癌症研究中的数据。Barbara 在工作中树立起了强烈的独立意识，这也正是我们所倡导的。后来还发生了一些有趣的事情，这在文中也有所提及。她也意识到，为了提升自我，获得独立的科学研究身份，她需要拿到一个研究生学历。于是，她去了西储大学 (Western Reserve University) 继续学习，并获得了免疫学博士学位，然后又回到我们实验室待了不长的一段时间，最后去了波士顿的联邦实验室担任高级职务。

　　Anna O'Connell 在癌症中心待的时间比任何人都长。她在这里成为了一名高级技术人员，但她的贡献远远超出了职位所能涵盖的范围。安娜特别擅长采用新技术，喜欢用新的视角来看待问题，特别是近年来，革命性的新方法已经引发了对全新领域的探索。她是我们小组的记忆担当，那些成功和不成功的研究，她都记得住；她还能记住所有与我们有过合作的人，以及同事们的生活状况。多年来，她一直是我们生物样本收集的"大管家"，一直坚定地保护着各类生物样本的完整性。她会不时地提醒我，我们的存储空间不足了，而我总是用一些毫无意义的，诸如"会有好运的"或"上天会给我们的"之类的话来回答她。于是，安娜便会设法利用自己的资源，从"太空学员"那里寻求更多的空间。所谓"太空学员"，就是那些癌症中心负责资源分配的行政人员。

附录2 研究透明质酸(牛津大学,1955年)

透明质酸是一种大分子天然多糖,是由一个双糖,即 β - 葡萄糖醛酸 - $(1,3)$ -N- 乙酰葡萄糖胺构成的重复单元,属于长链糖类聚合物。聚合物是重复化学单元构成的长细链。我们现在可以见到许多天然聚合物和多种合成纤维,比如像我们现在很多服装所使用的化学纤维。透明质酸参与构成了结缔组织(即细胞间质)间的基质,并且参与离子的转运、补充和储存。透明质酸也存在于脐带、眼睛玻璃体液和关节液中。研究表明,透明质酸能让关节液具有独特的润滑作用。

在自然状态下,关节液中的透明质酸总是含有蛋白质。于是,我们提出假设,该蛋白质与透明质酸某些独特的物理性质有关联,而这一特性很可能就是透明质酸的高黏度。人们认为,正是这一特性才让透明质酸具有了润滑功能。为了验证这个假设,我们计划用酶来处理透明质酸蛋白质复合物,以去除其中的蛋白质;然后我们可以将酶处理过的物质与未加处理的复合物进行比较,检查分子的物理特性是否有任何变化。我们使用的是木瓜蛋白酶,这是一种非常强大的酶,可以分解多种蛋白质。正如其名字所表明的那样,这种酶最初是从木瓜的果实中提取出来的。在 20 世纪 50 年代中期,科学实验的原材料几乎都要靠自己动手才能获得,很多化学品在市面上根本就买不到;而这种酶必须从木瓜中提取。所以,我们用几个番木瓜作材料,从中提取酶并用两次结晶法进行提纯。

接下来需要测定处理前后透明质酸的物理特性、黏度和分子量,其中需要用到超速离心机。这种机器体积庞大,能够对溶液进行超高速旋转离心,各种分子由于分子量和其他特性不同,就会相互分离开来。我们使用的是瑞典科学家 Theodor Svedberg 设计的原装机。这台设备占据了生化大楼地下室的一整间屋子,这让我想起我在海军服役时所使用的两栖登陆舰的轮机舱,不过这台设备比舰艇上的柴油发动机更难伺候。由于转子受到高速离心力和重力的作用,总感觉它有可能会爆炸,从而出现碎片残骸在实验室中四处飞溅的情景。所以,设备的转子被封装在一个战舰用装甲钢板所制成的容器中;

每转一圈，大家都心惊胆战的。

　　结果非常明确：去除蛋白质之后，分子的特性有了明显的改变。我们推断，这可能与慢性关节疾病病理变化有关。在我们的研究成果发表之后不久，另一个实验室发表报告对我们的结果产生怀疑，声称我们用来除去蛋白质的酶也对透明质酸的长链糖有影响。如果是这样的话，那么我们的结果，即分子物理特性的改变，不仅是由于去除了蛋白质，还与糖链变短有关，这样的结论非常令人失望。但是，后来的研究似乎表明，我们总体的结论是正确的。对于天然状态下的透明质酸，其中的蛋白质是其物理特性的核心。

附录3　国立卫生研究院与基础医学研究基金

在 20 世纪 60—70 年代，美国国立卫生研究院资助了美国本土绝大多数生物医药方面的基础研究。这在很大程度上是由于公众的关注促进了这些基础学科的发展以及在医药领域的应用。美国国立卫生研究院是由多个研究所构成，这些研究所是根据疾病的类别命名，包括癌症、心脏病、关节炎、新陈代谢类疾病、神经类疾病、传染性疾病等。

然而，美国国立卫生研究院的院长、优秀的 James A. Shannon 博士和他手下的研究人员也意识到，一些项目虽然与研究所的主要研究内容没有明显的关联，但并不能否定这些研究的价值。

研究院的资助机制鼓励创新和想象力。所有资助的决定不是由政府作出的，而是由来自于各个大学、研究机构以及科学各界的同行们共同组建而成的委员会决定的。

虽然资助资金拨给研究机构，但需要由具体某一位研究人员提出申请，同时由他 / 她决定资金的用途。

一般说来，各大学及各学术机构的行政部门可能会对资金实施一定的管控，但每位科学家（包括年轻学者）都可以有自己的想法，并对自己的研究预算负责。

这有点类似于企业模式，这种模式避免了国外许多学术机构时常出现的问题，即研究机构或部门领导操控了研究，意大利人称之为"受操控研究"。而美国国立卫生研究院的一系列做法，对于第二次世界大战后的美国科学研究异军突起功不可没。

诺贝尔基金会的执行主席 Sune Bergstrom 教授在 1976 年的一次演讲中对美国科学界的民主化发表过这样一番评论：

"除去经济方面的先决条件，仍然有许多其他方面的因素推动了美国在研究领域的快速发展，也许这一点对于欧洲人来说才是最感兴趣的。在 20 世纪 40—50 年代，全世界的高等院校都在迅速发展，但这种发展却伴随着传统的等级观念和死板僵化的体制，这样的高校在欧洲有很多。

在美国，这种大学研究的发展一方面具有动态性和开放性，这可以理解为研究人员享有充分的民主。第二次世界大战后，许多美国研究机构的到访者以及学术会议的参与者都看到：美国的教授和学生能够在平等的基础上展开科学讨论；年轻的研究人员在职业生涯的早期就会在大型研究机构独立承担项目研究，这不禁让他们感到震惊。"[1]

---

[1] *Le Prix Nobel en 1976* (Stockholm：Imprimerie Royale P. A. Norstedt & Soner, 1977), 17.

附录4 分子生物学

乙肝病毒(HBV)是最早被测序的人类病原性病毒,其中一个原因是乙肝病毒的DNA链较短,因而能够进行整体测序;还有一个原因则是乙肝病毒无法在体外组织或器官中进行培养。而传统观点认为,这种培养对认识病毒机制十分必要。现在通过测序,则避免了体外培养这一问题。

乙肝病毒的DNA呈环状平行双链结构(见图2)。在成熟的乙肝病毒中,有一条DNA链并不完整。乙肝病毒的基因组包含4个基因[1],分别是S基因、C基因、P基因及X基因。随后,我将对其中一些基因产物的功能展开讨论。

乙肝病毒的S基因会产生乙肝病毒表面抗原(HBsAg)——这是将整个病毒包裹起来的蛋白,我们也称之为澳大利亚抗原。该抗原实际上是由三种蛋白构成,分别是前S1蛋白、前S2蛋白以及S蛋白,这些蛋白分别产生于读码框的不同区段。HBsAg也会含有一些不含DNA的小颗粒,这些小颗粒不能进行复制,不具传染性,也不会引发疾病症状。这些小颗粒大多为环状颗粒,其直径大约为24纳米。也有一些呈细长的管状结构;除了长度不同以外,它们与环状颗粒的直径相当。我们可以从乙肝病毒携带者的血液中提取到由这些微小颗粒构成的物质,用于乙肝疫苗的制备。

对于乙肝病毒的生命历程,小颗粒有什么样的作用呢?有一种推测是,这种小颗粒能够帮助乙肝病毒抵抗宿主的免疫系统,并且使病毒能够长时间感染宿主。不具有感染性的小颗粒数量与完整的病毒颗粒数量的比例大约是1 000∶1。作为应对感染的免疫反应,宿主会产生抗体,这些抗体会与乙肝表面抗原颗粒进行反应,而数量较少的致病颗粒则会逃脱抗体的反应。这是一种非常巧妙的机制,在这种机制下,病毒能够引起长期的慢性感染,并且有更多的时间和机会通过宿主传染他人。正是由于乙肝病毒自身具有这种精妙的保护机制,我们花了很长的时间,才找到能有效控制该病毒的疫苗。

20世纪80年代,几位科学家及几家制药公司成功将HBsAg的基因复制

---

[1] 实际上,它们被称为开放读码框(ORF),即位于翻译起始信号(密码子)与翻译终止信号之间的DNA序列。翻译是合成蛋白质的步骤。在此过程中,RNA形成氨基酸链,由氨基酸链构成蛋白质。

到大肠杆菌、酵母及其他几种细胞中，通过这些细胞产生表面抗原以用于制备疫苗。通过此项技术，在无需病毒携带者捐献的情况下，我们也能实现大规模制备乙肝表面抗原。走在这一生产技术最前沿的，要数总部位于费城的 Smith Kline 制药公司。该公司引进这一技术不久，我便参观了其位于比利时的工厂。这家工厂是新近建造的，目的就是生产此类重组疫苗。这家工厂的经理告诉我，如果他们工厂实行三班倒的话，他们可以生产出满足全世界需求量的乙肝疫苗！乙肝疫苗是当今世界上为数不多的成功实现商业化的重组药物，同时也是目前唯一一种被广泛运用的人类重组疫苗。

重组疫苗也带来了另一个重大的影响。当血源性疫苗被广泛使用时，人们对于艾滋病感染也越发感到恐慌，这种影响在医护人员中表现得最为强烈。尽管这些从捐献者血样中提取的疫苗经过了高温、低 pH 处理，以及化学试剂灭活等在内的许多步骤，杀灭了一切已知的病毒；尽管一系列测试也表明疫苗并没有受到污染，而且动物实验也能够确保疫苗中的活性病毒都已被移除，但他们对血源性产品仍感到极度恐慌。虽然科学性的证据表明此类疫苗是安全的，但仍有部分人对此表示抗拒。好在这种态度虽然在美国造成一定的影响，但疫苗在亚洲的普及推广并没有受到明显的影响。由于亚洲人对于肝脏疾病以及原发性肝癌心怀恐惧，这也促进了疫苗的推广。

C 基因能够产生两种蛋白，较小的称为乙肝病毒核心抗原（HBcAg）；较大的称为乙肝病毒 e 抗原（HBeAg），它由 HBcAg 加上 C 基因前核心区产生的一个小片段构成。（这些术语可能有点深奥，不过对于理解还是有必要的。）HBcAg 包裹着病毒在复制的不同时期所产生的 DNA 和 RNA。HBeAg 产生于肝细胞中，在病毒复制的活跃期从肝细胞中脱离并进入感染者的血清中。所以，当受验者的血清检出含有 e 抗原时，则表明该受验者体内的病毒处于活跃期，此时具有感染性。当病毒的复制减弱或停止时，血液中则会出现 e 抗原的抗体（抗 –HBeAg）。此类抗体的出现表示患者正在康复，这也成为评估 HBV 感染是否得到有效治疗的标准。

在实施疫苗接种的早期，疫苗数量很少，也仅限于乙肝高危人群进行接种，HBeAg 是一个非常灵敏的标志。与那些携带乙肝病毒但血清中未检测出 HBeAg 的孕妇或者未携带乙肝病毒的孕妇相比，携带乙肝病毒且血清中检测出 HBeAg 的孕妇更容易将病毒传染给新生儿。疫苗接种在中国台湾和日本推行的早期阶段，如果孕妇 HBsAg 呈阳性，则需进行 HBeAg 检测；如果也呈阳性，那么所产下的婴儿将成为疫苗接种的重点人群。如今，随着疫苗的不断普及，所有的新生儿都会进行疫苗接种，而不会考虑新生儿母亲对其是否有影响。但在一些筛查中，仍然会对新生儿母亲进行 HBsAg 和 HBeAg 的检测。若被测出 HBeAg 为阳性，那么新生儿除了注射乙肝疫苗外，还会注射免疫球蛋白。这种免疫球蛋白含有大量的抗 –HBs，当注入体内后，会迅速产生效果，而疫苗则是在宿主自身出现免疫反应时才产生效果。不过，也有临床研究表明，疫苗和免疫球蛋白混合使用与单独使用疫苗在效果上并没有太大差别。目前，大多数针对新生儿的疫苗接种程序都只接种乙肝疫苗。

我之所以详细论述 e 抗原，是因为这其中存在一个有趣的问题：为什么病毒会产生出一直处于细胞之中的核心抗原；同时也产生出与之结构相似但体积略大的 e 抗原？而 e 抗原却能进入血液以及身体其他部位。当然，无论是病毒的本质还是后来的进化，或者"刻意的"设计，病毒都不会自行产生出一套方便临床或流行病诊断的机制。那么，对于这种现象我们又该作何种假设[2]呢？

来自伦敦圣玛丽医院（St. Mary's Hospital）的 Howard Thomas 教授对此提出了一个有趣且合理的解释。乙肝病毒所导致的病理反应并不是由病毒直接对细胞造成的。其根本原因是宿主对肝细胞中乙肝核心抗原，或许还包括表面抗原的免疫反应。e 抗原与核心抗原含有许多相同的肽，因此两者的抗原性非常相似。如果 e 抗原在感染早期就进入到血液中，或者胚胎在子宫内接触到母亲的血液，那么新生儿便会对 e 抗原和核心抗原产生耐受性。日后，当核心抗原在受感染的肝细胞中大量表达时，宿主的免疫反应就会由于这种耐受性而变得迟钝，从而无法有效地破坏这些受感染的细胞并杀死病毒。如果这种观点正确的话，那这将是乙肝病毒长期存在于宿主体内的另一个巧妙的办法，同时还能增加传染给他人的可能性。这对低级的病毒来说并不是一件坏事。如果病毒没有想出这种办法，我们能不能想出来也未可知。

乙肝病毒 DNA 链的 P 区最长，并且与其他 3 个区都有重合。乙肝病毒的许多功能都与 P 区的编码有关，其中包括病毒复制所需的 DNA 聚合酶以及逆转录酶。X 区是乙肝病毒正链开放读码区的最后一段。当 X 区第一次被识别时，其功能并不为人所知，于是便用代表神秘含义的字母 X 作为其标识。X 区的功能如今尚不清楚，但科学家们的研究从未停止过。位于 X 区的基因所产生的蛋白产物——X 抗原似乎能使乙肝病毒基因，以及宿主体内其他基因的转录活动更加活跃。这也就意味着：病毒的蛋白产物对宿主的细胞功能有一定的影响，而这种影响与病毒已知的"目的"存在非直接的关联，这

---

[2]　这里的假设不是随意的想象，而是以数据作为依据。

将会成为日后一个有趣的研究方向。同时,也有研究结果表明,基因及其产物可能具有致癌性,这是由于病毒带入宿主体内的一种成分可能会引发癌症。这也是一个有待理清的问题,同时也为未来抗癌药物的发展指明了方向。

在对乙型肝炎和原发性肝癌的分子生物学有所了解的基础上,我就目前的情况作一个简短的总结。乙肝病毒 DNA 与肝细胞癌患者的肝细胞 DNA 相结合。据推测,乙肝病毒 DNA 在引发癌症前可能已经与病毒携带者的肝细胞 DNA 相结合了。但这种结合并不涉及乙肝病毒所有的基因组,而仅仅是病毒 DNA 中的部分片段与病毒携带者肝细胞 DNA 相结合。我们得出这一结论的依据是在 DNA 结合的样本中,病毒的部分 S 基因和 X 基因通常能观察到,但 C 基因却并不存在。在人体中,DNA 结合的部位不是固定的,但也不是随机的,其中存在 DNA 结合的好发片段。例如,在 DNA 负链(无论是否完整)上的一端,有一包含着被称为 DR-1 基因区的较短的片段。在人体内,DNA 结合部位与影响癌症进程的基因(致癌基因)并没有系统性的联系,与抑制肿瘤的基因(抗癌基因)也没有直接的关系。

肝细胞癌患者会存在染色体及其他方面的变化,这与乙肝病毒并没有直接的关系,但可能与病毒在细胞中的存在有关。包括染色体缺失在内的一系列表现可能就是癌症不断发展所导致的后果。在癌症患者体内经常能发现 $p53$ 基因突变以及抗癌基因的缺失,这些变化并不太具有特异性,就好像病毒以一种难以预测但却并非完全随机的方式,将人体的基因和染色体进行了重组。肝细胞癌的分子生物学问题正被逐步攻克,让我们看到了肝细胞癌中可能结合的部位,以便进行治疗和预防干预。拥有分子生物学这把利器,加上研究者孜孜不倦的热情,相信一定会对癌症基因作出一个系统且令人信服的解释。

附录 5 本书所涉人名一览表

英文名	中文名
A. D. Bangham	A. D. 邦汉姆
A. Moustapha Sow	A. 莫斯塔帕·索乌
Adrian Hill	阿德里安·希尔
Afragola	阿法拉哥拉
Alain Froment	阿兰·弗洛芒
Alberto Vierruci	阿尔贝托·威尔里基
Alex	亚历克斯
Alfred Prince	阿尔弗雷德·普林斯
Alton Sutnick	阿尔顿·萨特尼克
Andrew Hall	安德鲁·霍尔
Ann	安
Ann Dortort	安·多托尔特
Anna O'Connell	安娜·奥康奈尔
Anne	安妮
Anthony Allison	安东尼·艾利森
Anthony Burgess	安东尼·伯吉斯
Anthony Epstein	安东尼·艾普斯坦
B. G. T. Elmes	B. G. T. 埃尔梅斯
Barbara Werner	芭芭拉·沃纳
Batsheva Bonne	巴特施瓦·伯纳
Belle Glade	贝尔格莱德
Bernard Larouze	本纳德·拉鲁泽
Bill Mason	比尔·梅森
Bob	鲍勃
Bruce Smith	布鲁斯·史密斯
Bud C. Tennant	巴德·C. 坦南特
Burton Richter	伯顿·里克特
Carl Woese	卡尔·乌斯
Carleton Gajdusek	卡尔顿·盖杜谢克

英文名	中文名
Claude Bernard	克劳德·伯纳德
Curtis Hames	柯蒂斯·哈梅斯
D. S. Dane	D. S. 戴恩
Daniel Bradley	丹尼尔·布拉德利
David Baltimore	大卫·巴蒂莫尔
Denis Burkitt	丹尼斯·伯基特
Dewitt "Hans" Stetten	迪威特·"汉斯"·斯特腾
Ding–Sing Chen	陈定信
Donald Leedy	唐纳德·里迪
E. J. Szathmary	E. J. 萨斯玛利
Ed Huth	埃德·哈斯
Ed Lustbader	埃德·勒斯贝德
Edward Jenner	爱德华·詹纳
Edward Lustbader	爱德华·勒斯贝德
Edward O. Wilson	爱德华·O. 威尔逊
Elisabeth Feret	伊丽莎白·弗雷特
Erasmus Darwin	伊拉斯谟斯·达尔文
Evelyne Marinier	伊芙琳·马里内
Far Rockaway	法罗克维
Fitzroy	菲茨罗伊
Fox Chase	福克斯·蔡斯（大通福克斯）
Francis Bacon	弗朗西斯·培根
Francis Crick	弗朗西斯·克里克
Francis McKay	弗朗西斯·麦凯
Frank Studer	弗兰克·斯图特
Fred Allen Jr.	小弗雷德·艾伦
Gary Saul Morson	加里·索尔·莫森
George	乔治
Gerald Klatskin	杰拉德·卡拉特斯金
Gerald Saimot	杰拉德·赛摩
Gertrude Henle	格特鲁德·亨勒
Gocke	戈克
Granman	格兰曼
H. M. Tomlinson	H. M. 汤姆林森
Hanna	汉娜
Harold Brown	哈罗德·布朗

英文名	中文名
Harvey Alter	哈维·阿尔特
Hei-wan Hann	韩合万（音译）
Henry	亨利
Hilleman	希勒曼
Howard Goodman	霍华德·古德曼
Howard Temin	霍华德·特明
Howard Thomas	霍华德·托马斯
Ian Guicherit	伊恩·奎切里特
Idi Amin	伊迪·阿明
Irving Millman	欧文·米尔曼
Ishmael	以实玛利
Jack McGiff	杰克·麦吉夫
James Bair	詹姆斯·拜尔
James Watson	詹姆斯·华生
Jana Hesser	嘉娜·赫瑟
Jane	简
Jason	伊阿宋
Jean	珍
Jean Drew	珍·德鲁
Jesse Summers	杰西·萨摩斯
Joanna Economidou	乔安娜·伊科诺米多
John Senior	约翰·西尼尔
Joseph Conrad	约瑟夫·康拉德
Joyce Codispoti	乔伊斯·柯狄斯波提
Kare Berg	凯尔·贝格
Karl Landsteiner	卡尔·兰德斯特尔
Kazuo Okochi	大河内一雄
Kuchin	库钦
Kurtz	库兹
Lamine Diakhate	拉明·迪亚卡特
Lauren Lepow	劳伦·莱波
Laurence Sterne	劳伦斯·斯特恩
Lawrence Loeb	劳伦斯·勒布
Leonard Wood	莱纳德·伍德
Letterkenny	莱特肯尼
Liisa	莉萨

英文名	中文名
Liisa Melartin Prehn	莉萨·梅拉尔丁·普雷恩
Lottie Grieff	洛蒂·格里夫
Ludwik Hirszfeld	路德维克·何菲特
Lyell	莱尔
M. Sankale	M. 桑卡莱
Malow	马洛
Manfred Bayer	曼弗雷德·拜耳
Mario Rizzetto	马里奥·里兹托
Mark Twain	马克·吐温
Mark Kane	马克·凯恩
Mark Thurz	马克·瑟兹
Mary Shelley	玛丽·雪莱
Maureen Climaldi	莫琳·克莱马迪
Maurice Weinstein	莫里斯·韦恩斯坦
Merck	默克
Melville	梅尔维尔
Merrioux	梅里罗
Michael Crichton	迈克尔·克莱顿
Micheal Houghton	迈克尔·霍顿
Michel Lechat	米歇尔·勒沙
Milton Obote	米尔顿·奥博特
Noah	诺亚
Oliver Smithies	奥利弗·史密斯
Ouchterlony	奥克特罗尼
Palmer Beasley	帕尔默·比斯利
Paramacanner	帕拉马坎
Patricia Marion	帕特里西娅·马里昂
Payet	佩耶
Philippe Maupas	菲利普·莫帕
Philo Vance	菲罗·万斯
Qui-Lim Choo	朱桂霖
Raman	拉曼
Raymond Dwek	雷蒙德·德威克
Renato Dulbecco	雷纳多·杜尔贝纳
Renee Fox	蕾妮·福克斯
Richard Feynman	理查德·费曼

英文名	中文名
Robert Desowitz	罗伯特·迪索维兹
Robert Koch	罗伯特·科赫
Robert Snyder	罗伯特·斯奈德
Saint Zachary	圣扎卡里
Sam Elworthy	山姆·埃尔沃西
Samuel Wilberforce	萨缪·威伯福斯
Sandy Ogston	桑迪·奥格斯顿
Saul Krugman	索尔·克鲁格曼
Schmidt	苏丽斯
Scott Mazzur	斯科特·玛朱尔
Smith Kline	史密斯·克莱恩
Stefanos Had–ziyannis	史蒂芬诺斯·哈德 – 兹亚尼
Steiner	斯坦纳
Stengle	斯登格
Sune Bergstorm	苏涅·伯格斯通
Theodor Svedberg	特奥多尔·斯韦德贝里
Thomas	托马斯
Thomas Dublin	托马斯·都伯林
Thomas Henry Huxley	托马斯·亨利·赫胥黎
Thomas Kuhn	托马斯·库恩
Timothy Block	蒂莫西·布洛克
Timothy Talbot	蒂莫西·塔尔博特
Tom	汤姆
Tony Allison	托尼·艾利森
Veronique Barrois	维罗妮可·巴罗斯
W. Thomas London	W. 托马斯·伦敦
Wallace	华莱士
Wiley Post	威利·波斯特
Will Rogers	威尔·罗杰斯
William Summerskill	威廉·萨马斯克尔
Willian Wills	威廉·威尔士
Willing Pepper	威林·佩珀
Wing	温
Wolf Szmuness	沃尔夫·苏姆涅斯
Yvette Barr	伊维特·巴尔
Zacharias	撒迦利亚

附录6　本书所涉地名一览表

地名	所属区域	介绍
Doonerak峰(Doonerak Mtn.)	美国	阿拉斯加布鲁克斯山脉最高峰
阿弗拉戈拉(Afragola)	意大利	靠近那不勒斯
阿尔比纳(Albina)	苏里南	靠近马罗尼河的小镇
阿纳克图沃克帕斯(Anaktuvuk Pass)	美国	布鲁克斯山脉阿拉斯加因纽特人聚居地
埃尼威托克岛(Eniwetok)	马绍尔群岛	前美国太平洋托管岛屿中最大环礁
巴布拉汉(Babraham)	英国	研究站所在地,靠近剑桥
巴罗(Barrow)	美国	北冰洋沿岸城市,北冰洋实验室所在地,海军军事研究所在地
班珠尔(Banjul)	冈比亚	该国首都,旧称巴瑟斯特
贝伦(Belem)	巴西	位于亚马孙河河口的城市
比达(Bida)	尼日利亚	该国内陆地区
伯拉第斯拉瓦(Bratislava)	(前)捷克斯洛伐克	多瑙河流域主要城市之一
布鲁克斯山脉(Brooks Range)	美国	阿拉斯加北部山区
达喀尔(Dakar)	塞内加尔	该国首都
德那第(Ternate)	印度尼西亚	位于该国摩鹿加群岛地区
恩德培(Entebbe)	乌干达	主要城市
法属圭亚那(French Guiana)	南美洲	苏里南以东法国殖民地
费尔班克斯(Fairbanks)	美国	阿拉斯加北部最大城市,Ladd空军基地所在地
福克斯蔡斯(Fox Chase)	美国	位于费城北部,Fox Chase癌症中心所在地
海群岛(Sea Islands)	美国	大西洋中系列低地岛屿
荷兰东印度群岛(Netherlands East Indies)	太平洋	前荷兰殖民地;现属印度尼西亚
荷属圭亚那(Dutch Guiana)	南美洲	殖民时期指苏里南地区
吉普斯夸(Guipuzco)	西班牙	巴斯克地区北部省份
江苏省启东市	中国	长江北岸,与上海隔江相对
卡杜纳(Kaduna)	尼日利亚	该国北部主要城市
坎帕拉(Kampala)	乌干达	该国首都及主要城市

地名	所属区域	介绍
科蒂卡河 (Cottica R.)	苏里南	该国北部主要河流
克诺索斯 (Knossos)	希腊	克里特岛，神话中米诺斯国王和帕西法王后所在地
库迈 (Cumae)	意大利	古希腊殖民地，靠近那不勒斯
拉各斯 (Lagos)	尼日利亚	该国前首都
兰加塔巴蒂 (Langatabatje)	苏里南	Paramaccaners，马罗韦纳岛首府
累西腓 (Recife)	巴西	东海岸最大城市
吕宋岛 (Luzon)	菲律宾	该国北部主要岛屿
马里 (Mali)	非洲	塞内加尔以东内陆国家
马罗韦讷区 (Marowijne District)	苏里南	蒙戈及阿尔比纳所在地区
马其顿 (Macedonia)	希腊	该国北部省份，与马其顿共和国接壤
马绍尔群岛 (Marshall Islands)	中太平洋	前美国托管地区
蒙戈 (Moengo)	苏里南	科蒂卡河畔铝矿产区
摩鹿加群岛 (Moluccas)	印度尼西亚	群岛
帕拉马里博 (Paramaribo)	苏里南	首都及港口城市
潘克欣 (Pankshin)	尼日利亚	Jos 高地中心城市
珀斯 (Perth)	澳大利亚	西澳首府及最大的城市
乔斯 (Jos)	尼日利亚	高地主要城市
塞内加尔 (Senegal)	非洲	非洲最西端国家
沙巴州 (Sabah)	马来西亚	位于婆罗洲岛
圣克鲁兹山脉 (Santa Cruz Mtns.)	美国	由旧金山向南延伸的山系，也称"海岸山脉"
圣塞巴斯蒂安 (San Sebastian)	西班牙	吉普斯夸地区主要城市
台北	中国台湾	台湾岛主要城市
泰坦 (Titan)	土星	土星的一颗卫星
特立尼达 (Trinidad)	加勒比	与多巴哥合称为"特立尼达和多巴哥共和国"
图尔库 (Turku)	芬兰	西部主要城市
维萨亚群岛 (Visayan Islands)	菲律宾	宿务岛为该群岛中的一个岛屿
温莱特堡 (Wainwright)	美国	白令海海域因纽特人聚居区，野外考查地
沃姆 (Vom)	尼日利亚	位于 Jos 高地，为锥形虫研究所所在地
锡耶纳 (Siena)	意大利	该国北部主要城市
宿务岛 (Cebu)	菲律宾	对 Au 开展家庭研究所在岛屿
伊巴丹 (Ibadan)	尼日利亚	该国西部主要城市

59检